AF325698

LETTRES

SUR LA VILLE

ET

LES EAUX

D'AIX-LA-CHAPELLE,

Par M. D. B. de l'Académie des Sciences, & de celle des Arcades de Rome.

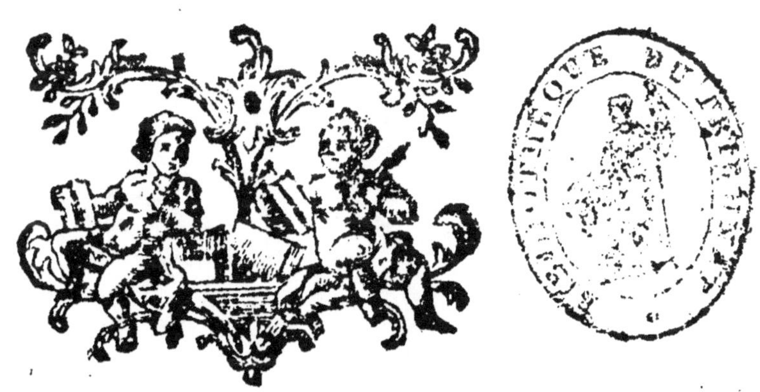

A LA HAYE,

Chez *Gosse* Imprimeur & Libraire, & chez les Principaux Libraires des Pays-Bas.

M. DCC. LXXXIV.

LETTRES

Sur la Ville & les Eaux

D'AIX-LA-CHAPELLE.

LETTRE I.

Origine de la Ville.

Aix la Chapelle le 1. Mars 1784.

SI j'ai tant tardé, M. à m'acquiter de la promeſſe que je vous avois faite, de vous parler de la ville d'Aix, de ſon antiquité, de ſon gouvernement, de ſes bains, & de la qualité du Sol de ſes environs ; c'eſt que comme il n'y avoit pas dans notre langue d'ouvrage capable d'éclairer pleinement ſur ces objets, j'ai été obligé de voir tout par moi-même, de recourir aux ſavants dans les différentes incertitudes ou je me ſuis trouvé, & de m'inſtruire avant de prétendre à inſtruire les autres. Cette ville eſt digne de ſa réputation. Le concours d'étrangers qui s'y rendent pendant les deux ſaiſons atteſte ſon agrément, l'utilité de ſes Eaux Thermales & celle de ſes bains. Voilà, M. les moyens qui lui ont reuſſis, pour rendre l'Europe ſa tributaire. Les uns y viennent pour obtenir laguériſon de maladies rébelles à tous les trai-temens : d'autres pour conſiderer les reſtes de cette Ville, si fameuse sous le plus grand des législateurs modernes, Charlemagne : d'autres enfin s'y rendent pour partager les plaisirs que le jeu, la danse, & l'affabilité de ses habitans s'empressent à leur procurer. Je commencerai par vous parler de l'origine de la Ville.

Elle est située à cinquante dégrés quarante huit minutes de latitude Septentrionale, & à vingt-cinq dégrés trente-six minutes de longitude. Elle est dans la Basse Allemagne, à cent lieues de Paris, quatorze de Cologne, dix de Liege, sept de Spa, & six de Mastricht.

Ses bains étoient connus des Romains, si l'on en croit la Chartre accordée par Charlemagne à l'Eglisse & la Ville d'Aix. Ce Prince dit qu'il arriva dans un lieu ou il trouva des bains chauds, & un Palais que Granus Prince Romain, frere de Neron, & d'Agrippa avoit fait bâtir depuis longtemps. J'avoue, M. que l'on a attaqué cette chartre parce qu'elle est dépourvue de dattes, de sceau, & de signatures. La saine critique à fait tomber le trait relatif à Granus & à sa Fraternité, qu'il est d'ailleurs difficile de placer dans l'Histoire Romaine.

Vous me demanderés, M. d'ou peut venir le nom d'Aquis granum que cette Ville porte dans les Chartres ? Voici le sentiment le plus probable. Le culte d'Appollon Granus étoit fort répandu en Allemagne, au rapport de Velserus. Il cite plusieurs inscriptions à Laugingen, près d'Ausbourg, à Feningen, à Rome même, ou on lit par-tout : Appollini

[5]

Grano. On en a trouvé une près de Colmar
en 1726 conceue en ces termes :

A P P O L L I N I   G R A N O

M O G O U N O

Q. L I C I N I U S   T R I O

D. S. D.

Le furnom de Granus que l'on donne ici à
Appollon, lui vient de la Foreft de Grinæus
en Eolie, ou ce Dieu avoit un Temple
Célèbre.

Quelques Romains attirés près de ces Eaux
Thermales par le befoin en auront éprouvé
les effets furprenans. Ils auront élevé un mo-
nument au Dieu de la Médecine, peut-être
dans l'endroit ou fe trouve aujourd'hui la
tour de Granus; la Ville aura tiré fon nom,
& de fes Eaux, & du Dieu qu'on en croyoit
le protecteur, par les guérifons qui s'y ope-
roient.

La fondation de la Ville d'Aix, malgré ce
qu'en dit Charlemagne, précede le regne de
cet Empereur. Pepin fon pere y paffa les fê-
tes de Pâques avec toute fa Cour en 765.
On voit à la Bibliotéque du Roi de France à
Paris une médaille d'or de Pepin frappée à
Aix, Aquis. De plus Aubert le Mire rapporte
en entier un diplôme de Charlemagne donné
à Herifthall en 779, ou Charlemagne confirme les donations de Pepin à l'Eglife de N.
D. de Novo Caftello, qui eft celle de Notre
Dame d'Aix.

Nous n'avons rien de pofitif sur le temps
de fa fondation. Cette incertitude milite en

faveur de son ancienneté. Charlemagne n'en fut pas le fondateur, mais le restaurateur. Il fit mettre sur une des portes de son Palais l'inscription suivante : *hic sedes Regni trans Alpes habeatur, caput omnium civitatum & Provinciarum Galliæ*, c'est-à-dire : que ce soit ici le siège de l'Empire au dela des Alpes, la capitale de toutes les cités, & Provinces de la Gaule.

Voila, je crois, M. ce que l'on peut dire de plus raisonnable sur l'origine de la Ville d'Aix. Son berceau, comme celui des antiques cités, est envelopé des nuages de la fable, jusqu'au moment ou Charlemagne attiré par l'agrément & l'utilité de ses bains, y fixa son séjour. Depuis ce temps l'Histoire de la Ville est assés suivie, & a été traitée en Allemand en deux volumes in-folio, par M. Charles François Meyer Conseiller Secrétaire & Archiviste de la Ville. Messieurs les Magistrats s'étant chargés de l'impression, cette faveur atteste la bonté de l'ouvrage. Des incendies multipliés, quelques guerres, soit civiles soit extérieures, une guerre de Religion, voila les événemens les plus frappans, dont je vous crayonnerai lésquille, après vous avoir donné une idée de sa situation. Je me borne pour le moment à vous assurer du zele avec lequel je ferai mes efforts pour remplir vos vues.

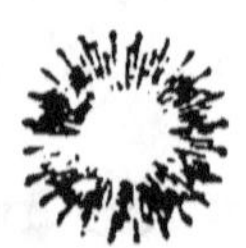

LETTRE II.

État ancien, & état actuel de la Ville.

Aix la Chapelle ce 16 Mars 1784.

Je vois avec plaifir, M., que vous defirés que je continue notre correfpondance, je le ferai volontiers, & je vais vous parler de l'état ancien, & de la fituation actuelle de la Ville.

Aix & fon territoire font bornés par les terres des Etats Généraux, de l'Evêché de Liege, du Duché de Limbourg, & de celui de Julliers appartenant à l'Electeur Palatin & de Baviere. La Ville fituée au pied des montagnes, qui l'environnent de tous les cotés, offre cependant la vue la plus agréable de deffus fes remparts, par la variété des payfages. La montagne de Lousberg, (Loosberg) la garentit des vents du Nord, & les autres montagnes ne s'élevant qu'infenfiblement, femblent fervir de repos à l'œil, fans trop borner la vue, & font terminées par des bois qui circonfcrivent l'horizon, fans trop le refferrer. Cette étendue renferme des prairies excellentes, des terres cultivées, & dont le fonds varié annonce à l'heureux citoyen le parti qu'il en pouroit tirer, s'il portoit un regard plus induftrieux fur des bienfaits de la nature moins apparens.

Si la Ville s'étoit maintenue dans le luftre que lui avoit donné Charlemagne elle auroit pu par fa grandeur, & par fa population devenir lémule de l'ancienne Rome. Le partage de l'Empire après la mort de ce Prince, mit d'abord des entraves à l'agrandiffement de cette Capitale. D'ailleurs les incendies qui fe font fuccedés avec rapidité auroient caufé fa ruine, fi un commerce interelfant, & la réputation de fes Eaux, en appellant les étrangers, n'avoient verfé tous les ans dans cet état des fommes confidérables. Environ quatre vingt ans après fa reftauration par Charlemagne, fon Palais, fes bains, & la plus grande partie des édifices furent entiérement brulés, dans l'irruption qu'y fit figefroi Roi des Normands, en 880. La Ville à peine rétablie eft enfevelie de nouveau fous les flammes par un accident en 1146. Les Empereurs touchés de fes calamités, s'emprellent à la relever. Ils lui accordent de grands privileges, & offrent des avantages aux étrangers pour les y attirer. Une nouvelle colonie qui s'y rend de tous cotés, double la population. Fréderic premier fait enclore la nouvelle Ville de murs & de foffés en 1172 : mais la nuit du douze ou treize d'Août un nouvel incendie détruit & les bienfaits du Souverain, & le travail des habitans. Le même malheur en 1236 confume le toit de l'Eglife principale, les bains de l'Empereur , & beaucoup d'autres bâtimens. Nouveaux fecours : nouveaux efforts pour fe rétablir. Dix ans après la Ville eft en état de foutenir un fiège de fix mois contre Henry de Gueldres Evêque de Liege. Après une deffenfe vigoureufe, la Ville eft prife, & fubit pendant quelque tems la loi du vainqueur.

Après cette guerre, les habitans auroient

pu jouir d'une heureuſe tranquilité; mais les diviſions inteſtines agiterent cette Ville en 1343, 1363, 1401, 1423, 1435, &c. Les Magiſtrats alors à perpétuité en étoient le pretexte toujours renaiſſant. On changea la forme du Gouvernement, comme je vous le dirai ci-après, & le calme parut ſuccéder aux orages : mais vous M. qui faites votre étude de l'Hiſtoire, & qui connoiſſés les révolutions auxquelles ſont ſujets les plus grands Empires, vous vous rappellés que les troubles qui agiterent l'Allemagne dans le ſeizieme ſiécle, s'étendirent juſqu'à Aix. Les querelles de Religion qui s'étoient élevées dans l'Empire arment le citoyen contre le citoyen. La deffenſe de l'Eternel, de ſon culte, de ſa morale échauffe les eſprits. On croit courir au Martyre en maſſacrant ſes freres : cette guerre dure juſqu'en 1614, que Spinola à la tête des troupes Eſpagnoles vient enfin dicter la loi dans notre Ville. La Religion Romaine y eſt maintenue : la Réformée eſt proſcrite ; les membres de la Regence ſont changés, & les Proteſtans exclus de la Magiſtrature.

Après tant de traverſes, la paix ſemble renaître. Un ſixieme incendie mille fois plus terrible que les précedens porte encore la déſolation dans Aix la Chapelle. Le deux May 1656. le feu commence à neuf heures du matin dans la rue St. Jacques ; & avant le ſoir, plus de la moitié de la Ville eſt réduite en cendres par un vent du Sud. A dix heures, le vent tourne au Nord, & la partie des bâtimens épargnée juſques la, éprouve la fureur des flammes qui s'y portent avec rap dité. La Ville Caroline est toute brulée. Une partie de la nouvelle enceinte à le même sort. La grande Eglise, les Bains n'offrent plus que des ruines: trois mille maisons, vingt Couvens sont détruits. Les Magistrats veulent porter des secours. Ils cherchent ou s'assembler, & ils ne trouvent pas une maison en état de les recevoir. Le citoyen errant dans la Campagne, voit avec désespoir s'unir à sa misere celle de tout ce qui lui est cher, & se croit malheureux d'avoir évité la fureur de l'élément qui vient de détruire sa fortune. Mais la Providence veille sur eux. Il est encore des cœurs humains & compatissans. Bientôt Cologne, Mastricht & les Villes voisines s'envient la gloire de les secourir, & reparent, autant qu'il est en elles, les pertes qu'ils viennent d'essuyer.

Tels sont, M. les différens maux qui ont affligé cette Ville. Tant d'incendies réitérés ont eu sans doute une cause. On pouroit attribuer leur fureur, en partie aux vapeurs sulfureuses que les Fontaines thermales exhalent continuellement, & aux fleurs de soufre qu'elles produisent avec abondance. Ces vapeurs s'attachent aux parois des murs & aux bois tant de charpente, qu'à ceux qui remplacent les tuiles & les ardoises sur les couvertures des maisons. Cet enduit en augmente la combustibilité, & entretient le feu, lorsqu'il s'y est attaché.

Ces malheurs sont oubliés aujourd'hui. Les eaux, les mines, les manufactures ont été pour les habitans des sources de richesses toujours renaissantes qui ont réparés ces accidens.

Le Congrés de 1668 pour la paix entre la France & l'Espagne, & celui de 1748 pour la pacification de toute l'Europe, dite paix d'Aix la Chapelle, y ont aussi versé des sommes immenses.

La Ville telle qu'elle est aujourd'hui, est à-peu près ronde. Elle renferme dans son sein quelques prairies & des jardins, ce qui semble annoncer qu'elle a été plus peuplée qu'*elle ne l'est* aujourd'hui. La Ville ancienne, urbs Carolina conserve encore ses fossés, ses anciennes portes, & le nom de son fondateur. l'affluence des étrangers obligea d'agrandir sa circonférence, & de former une nouvelle enceinte autour de la premiere, & cette nouvelle Ville est double de l'ancienne.

La Ville d'Aix a soixante & dix Rues, deux mille quatre à cinq cent maisons, & environ vingt-quatre à vingt-cinq mille habitans, en supposant calcul moyen dix personnes par maison. L'on en contoit en 1387 vingt-deux mille six cent vingt-six, non compris les enfans. Ses revenus peuvent monter à enveron trois cent mille livres de France, savoir environ deux cent quatre-vingt mille livres qu'elle perçoit en droits d'entrée, & environ sept mille écus d'Aix que rapporte la taille réelle payée par les gens de la campagne, qui peuvent être au nombre de cinq mille Propriétaires.

Je suis obligé, M. de faire ici une légere digression pour vous donner le rapport actuel des monnoyes d'Aix avec celles de France. Notre louis d'or vaut quarante six escalins d'Aix ; en conséquence vous trouverés que l'escalin vaut précisément argent de France, dix sols cinq deniers $\frac{4}{25}$ de deniers. L'escalin d'Aix vaut neuf marks, & ces neuf marks valent cinquante quatre bouches, ou petits liards. L'Ecu d'Aix vaut six escalins qui font cinquante quatre marks d'Aix, ainsi cet Ecu vaut en argent de France soixante & deux sols sept deniers $\frac{7}{25}$ de denier.

Le territoire de la République peut avoir quinze lieues de circuit. Il ne s'étend par la porte de Borset, que jusques à la seconde prairie à gauche : par la porte St Jacques, jusqu'à la premiere maison de Vaëls à une lieue de la Ville : sur le chemin de Spa, jusqu'au Bredenstein : par la porte de Mastricht, jusqu'au territoire de Viltem à deux lieues d'Aix : par la porte de Cologne, jusqu'à Veiden à une lieue & demi de la Ville, & par celle de St. Adalbert, jusqu'au Bevere à une demie lieue.

Ce territoire est divisé en sept quartiers, Berg, Vaels, Orsback, tous trois du Diocese de Liege, & Haaren, Verlautenheid, Weiden, & Vurselen, du Diocese de Cologne. Il n'y a que ces sept villages, ou il y ait des Eglises Paroissiales, ou viennent les habitans de douze à treize autres villages lesquels avec les sept Paroisses, forment le territoire de la République, non compris la cité d'Aix. Rentrons actuellement dans la Ville.

L'ancienne Ville entourée de fossés à dix portes, savoir :

Cologne.	St. Etienne.	Les Rois.
St. Pierre.	Borset.	Du Pont.
St. Adalbert.	La Rose.	La nouvelle porte
	St. Jacques.	

La nouvelle Ville également environnée de murs en maçonnerie, & de fossés, à onze portes. Celles marquées d'une croix sont les seules ouvertes. Ces Portes sont :

Cologne ✠	La Rose.	des Rois.
St. Adalbert ✠	St. Jacques ✠	Maſtricht ✠
Winjards Bongars.	Junckheits.	Berge.
Borcet ✠		SandKouhl ✠

Il y a quatre Paroiſſes dans la Ville.

St. Foillan. St. Jacques. St. Pierre. St. Adalbert.

La premiere eſt la mere Egliſe, auſſi ancienne que la Ville : les trois autres n'étoient que trois Chapelles, mais le Pape Nicolas en 1257, ſur la remontrance des habitans d'Aix, qu'une ſeule Egliſe mere ne leur ſuffiſoit pas, permit à trois Chapelles des faubourgs, d'avoir à l'avenir des fonts baptiſmaux, & de l'huile benie, c'eſt-à-dire les droits d'Egliſes Paroiſſiales; car il n'y a qu'un ſeul font ou tous les enfans de la Ville ſont batiſés.

Huit Couvents d'hommes :

Les Chanoines Réguliers	Les Auguſtins
Les Chanoines de Ste. Croix ou Croiſiers	Les Carmes
Les Franciſcains	Les Capucins
Les Dominicains	Les Alexiens.

Deux Commanderies.

St. Gilles de l'Ordre Teutonique.
St. Jean de l'Ordre de Malthe.

Treize Couvens de Femmes.

Les Dames blanches ou Céleſtines
Les Dames de Sainte Anne
Mariendal
St. Leonard

Urſulines   Les Gardes malades
Clariſſes   Les Franciſcaines de St. Elizabeth
Penitentes   Les Annonciades
St. Etienne   Les Dominicaines.

Deux Hopitaux.

Ste. Elizabeth   St. Blaiſe.

Six Chapelles indépendament des Commanderies.

St. Servais   St. Donat
Ste. Aldegonde   St. Jean Baptiſte dit le Batême
                 La maiſon des Pauvres
                 La maiſon des Orphelins.

Sept Moulins à eau dans la Ville.

Moulin à orge   à farine ſur le Plattenbauch
Du Chapitre   Dans Heppion
                 à l'Huile
                 à la ſauſſe porte St. Jacques
                 ou moulin a Calmin
                 Moulin de la Roſe.

Il y a vingt & une Fontaines d'eau froide ſur les rues à l'uſage du public.

La garde de Ville conſiſte en deux Compagnies :

Une de grenadiers compoſée de :		Une de fuſiliers compoſée de	
Lieutenant en premier	1	Lieutenans en ſecond	4
Lieutenant & Adjudant	1	Poſte enſeigne	1
Lieutenans en ſecond	2	Bas Officiers	20
Porte enſeigne	1	Tambours & Fifres	4
Bas Officiers	7	Fuſiliers	76
Tambours & Fifres	5	Gardes de nuit	24
Grenadiers	60		
Total	77	Total	129

Le total des deux Compagnies eſt de deux cent ſix hommes. Le Magiſtrat eſt Commandant né de ces deux Compagnies.

La Ville entretient encore des troupes dans les temps de calamités & de guerres. Elle avoit en 1675 à ſon ſervice huit cens hommes. Pour les payer, elle leva unimpôt d'un Reichſthaler par journal de terre dans les villages éloignés, de deux Reichſthalers ſur les terres qui joignent la Ville, d'un Reichſthaler par cheval dans toute l'étendue de la République, d'un demi Reichſthaler par vache, d'un quart par chaque bœuf, & de quatre marcs par cochon & mouton.

Elle avoit fait en 1351. un Traité avec la Ville & l'Archévefque de Cologne, le Duc de Lorraine & differens Seigneurs pour la deffenſe reſpective de leurs états, contre les courſes des croiſés qui ſe conduiſoient en brigans en Allemagne. Le contingent de la Ville d'Aix fut fixé à cent cavaliers bien armés, & cinquante archers qui devoient marcher au beſoin, outre vingt cavaliers pour battre chaque jour léſtrade.

Dans la répartition de cinq millons de florins que l'Empire paya aux Suedois en 1650, Aix y contribua pour ſa part de 27234 florins.

M. Scholl a été chargé de faire le cadaſtre ſur lequel la taille réelle eſt aſſiſe, & merite les plus grands éloges pour la façon dont il s'eſt acquité de ce travail. Cette taille ſe perçoit ſur toutes les terres du territoire de la République, qui ſont diviſées en quatre claſſes : bonnes, moins bonnes, médiocres, &

mauvaiſes. Les premieres payent annuelle-
ment quatre eſcalins par arpent : les ſecon-
des, trois eſcalins; les troiſiemes, deux : &
les dernieres un eſcalin.

Vous voyés, M., que l'on n'eſt point foulé
par les impôts ſous ce gouvernement, les habitans de la Ville n'en payant que par les
droits d'entrée, & la campagne n'étant ſou-
miſe qu'à la taxe légere de la taille. Il ſeroit
à deſirer que la même modération regnat
dans tous les états. Mais, vœux inutiles!
quant à moi, je me borne à n'en former que
pour votre ſatisfaction vous ayant voué un
attachement inviolable.

LETTRE III.

Privileges des Bourgeois d'Aix la Chapelle.

Aix la Chapelle ce 2 Avril 1784.

Les Bourgeois de cette Ville jouiffent, M, de beaucoup de privileges, qui leur ont été accordés par Charlemagne, Frederic Premier, & Frederic fecond. Je crois que vous ne ferés pas faché de voir cette charte, telle qu'elle eft rapportée par Pierre a Beeck, dans fon Hiftoire imprimée à Aix en 1620. j'y joindrai à coté la traduction Françoife.

Pragmatica fanctio celebris memoriæ Divi Caruli, Magni Romanorum quondam Impératoris, ac Francorum Regis inclyti fundationem templi, & urbis primævam complectens : Domini Frederici hujus nominis primi, cognomento Ahenobarbi, & Friderici fecundi Imperatorum diplomati privilegiario inferta.

In nomine Sanctæ & individuæ Trinitatis Amen.

Fridericus fecundus divinâ favente Clementiâ, Romanorum Imperator

Pragmatique Sanction renfermant la fondation de l'Eglife & de la Ville d'Aix, par Charlemagne d'heureufe mémoire Empereur des Romains & Roi de France inféréee dans le diplome des privileges, accordés à ladite Eglife & à ladite ville par les Empereurs Frederic premier, dit Barberouffe, & Frederic fecond.

Au nom de la Sainte & indivifible Trinité Amen.

Frederic deux par la Clemence divine Empereur

B

semper Auguſtus, Jeru-
ſalem & Siciliæ Rex. Juſ-
tis fidelium noſtrorum
petitionibus condeſcen-
dere cogimur quas niſi
favorabiliter obaudire-
mus quod juſte peti-
tur, per injuriam dene-
gare videremur. Ea prop-
ter per præſens privile-
giumnoverit tam præ-
ſens ætas, quam ſucceſſu-
ra poſteritas quod Wil-
helmus Advocatus Aquen-
ſis, Henricus fra-
ter ejus Triscamerarius
noſter, & Theodoricus
de Orlovesberge fideles
noſtri nuntii civium A-
quenſium pro parte uni-
verſitatis ejusdem noſtrorum fidelium, quoddam
privilegium divi Auguſ-
ti Impératoris Frederici
Avi noſtri, memoriæ
recolendæ, univerſitati
prædictæ liberaliter du-
dum indultum noſtro
culmini præſentarunt,
ſupplicantes humiliter &
devote, ut eis illud in-
novare, & omnia quæ
continentur in eo con-
firmare de noſtrâ gratiâ
dignaremur, cujus tenor
peromnia talis eſt.

des Romains toujours au-
guſte Roi de Jeruſalem &
de Sicile. Nous ſommes o-
bligés de condeſcendre aux
juſtes demandes de nos
féaux ſujets, & ſi nous
ne les écoutions favorablement, nous ferions une eſ-
pece d'injuſtice, parce qu'elles ne contiennent rien que
de raiſonable. Nous faiſons
donc ſavoir par le préſent
privilege à tous préſens &
à venir, que nos féaux
Guillaume avoué d'Aix,
Henri ſon frere notre triſca-
merier, & Théodoric d'Or-
lovesberge députés des citoyens d'Aix, de la part
de la communauté de ladi-
te Cité ont préſenté à notre Alteſſe certain privilege à ladite ville libérale-
ment & depuis longtemps
accordé par Frederic no-
tre ayeul de glorieuſe mémoire, nous ſuppliant très-
humblement de le renou-
veller & de vouloir de notre grace confirmer tout le
contenu en celui, dont
voici la teneur mot à mot.

In nomine Sanctæ & individuæ Trinitatis Amen.

Nos Fridericus, divinâ favente Clementiâ, Romanorum Imperator, & semper Augustus. Ex quo primitùs, divinâ ordinante Clementiâ, Imperii Romani fastigia gubernanda suscepimus, voluntatis nostræ, atque propositi summum desiderium fuit, ut divos Reges & Imperatores qui nos præcesserunt, præcipue Maximum & gloriosum Imperatorem Karolum, quasi formam vivendi, atque subditos regendi sequeremur, & sequendo præ oculis semper haberemus. Ad cujus imitationem, jus Ecclesiarum, statum Reipublicæ incolumem, & legum integritatem per totum nostrum Imperium servaremus. Ipse enim totâ cordis intentione ad æternæ vitæ præmia anhelans, ad dilatandam gloriam Christiani nominis, & cultum divinæ Religionis propagandum, quot Episcopatus instituerit, quot Abbatias, quot Ecclesias a fundamento e-

Au nom de la Sainte & indivisible Trinité Amen.

Nous Fréderic par la Clemence diuine, Empereur des Romains, & toujours auguste. Depuis que par la Clémence divine, nous avons pris en main les rênes de l'Empire Romain, nous nous sommes proposés, & nous n'avons rien eu plus à cœur que de suivre les traces des augustes Rois & Empereurs, qui nous ont précedés, & particuliement du très-grand & glorieux Empereur Charles pour la conduite de notre vie, & le Gouvernement de nos sujets, afin que l'imitant & l'ayant toujours devant les yeux, nous maintenions à son exemple les droits des Eglises, la forme du gouvernement de l'Etat, & ne permettions pas que les loix soient aucunement violées dans toute l'étendue de notre Empire. Car ce Prince n'aspiroit qu'après la vie éternelle, & dans l'ardeur qu'il avoit d'étendre le nom Chrétien & le culte de la Sainte Religion, com-

rexerit, quantis prædiis acbeneficiis illas ditaverit, quantorum largitate Eleemofinarum non folum in Cifmarinis, fe & in transmarinis partibus refplenduerit : ipfa ejus opera & geftorum volumina quæ plurima funt & maxima, fide oculatâ plenius declarant. In fide quoque Chrifti dilatandâ, & inconverfione gentis Barbaricæ fortis athleta fuit, & verus Apoftolus, ficut Saxonia & Frefonia atque Weftphalia, Hifpani quoque teftantur & Vandaii, quos ad fidem Catholicam verbo convertit & gladio : & licet ipfius animam gladius non pertranfierit, diverfarum tamen paffionum tribulatio & periculofa certamina, ac voluntas moriendi quotidiana , pro convertendis increduiis eum Martyrem fecit. Nunc vero electum, & Sanctiffimum Confefforem eum confitemur & veneramur in terris quem in Sanctâ converfatione vixiffe ex purâ confeffione ac vera pænitentiâ ad Deum migraffe & inter Sanctos Confeffores,

bien n'a t'il pas fondé d'Evêchés & d'Abbayes ; combien n'a t'il pas bâti d'Eglifes, de combien de fonds & de revenus ne les à t'il pas enrichis, combien fa munificence ne s'eft elle pas répandue en aumones, non feulement en deçà, mais même au delà des mers. C'eft ce que les amples mémoires que nous avons de fes faits & geftes, nous apprenent bien au long. Il fut un vrai athlete pour la propogation de la foi, & la converfion des Barbares. Il fut le vrai Apôtre de la Saxe, de la Frife, de la Weftphalie, de l'Efpagne & des Vandales, qu'il convertit à la foi Catholique, tant par la parole que par l'épée, & quoi que l'épée n'ait pas transpercée fon ame, cependant les diverfes tribulations qu'il à fouffert, les dangereux combats auxquels il s'eft expofé, & fon defir perpetuel de mourir pour la converfion des payens ont fait de lui un vrai martir. Nous le tenons donc maintenant pour un des élus, & pour un Saint confef-

Sanctum & verum Confeſſorem credimus coronatum in Cœlis. Inde eſt quod nos glorioſis factis & meritis tam Sanctiſſimi Imperatoris Karoli confidenter animati, & ſedulà petitione chariſſimi amici noſtri Henrici illuſtris Regis Angliæ inducti, aſſenſu & autoritate Domini Paſchalis, & ex Conſilio Principum univerſorum tam ſecularium quam Ecclefiaſticorum, pro relatione, exaltatione, atque canoniſatione Sanctiſſimi corporis ejus ſolemnem Curiam in natale Domini apud Aquisgranum celebravimus, ubi corpus ejus Sanctiſſimum pro timore hoſtis exteri, vel inimici familiaris caute reconditum, ſub divinà revelatione manifeſtatum ad laudem & gloriam nominis Chriſti, & ad corroborationem Romani Imperii, & Salutem dilectæ conſortis noſtræ Beatricis Imperatricis, & filiorum Frederici & Henrici cum magnâ frequentiâ Principum & copioſà multitudine Cleri & Populi in Hymnis &

ſeur, & nous le révérons en terre en cette qualité, croyant qu'après avoir fait pendant ſa vie un pure profeſſion de la vérité, & pratiqué une ſincere penitence, il a été reçu au Ciel & couronné comme un vrai Confeſſeur. Animés puiſſament par les glorieux faits & les merites du très Saint Empereur Charles ; excités par les inſtances de notre très cher ami, l'illuſtre Henri Roi d'Angleterre, munis du conſentement & autorité du Seigneur Pape Paſcal, & de l'avis de tous les grands tant ſéculiers qu'Eccleſiaſtiques pour la reconnoiſſance, l'exaltation & la canoniſation de ſon très Saint corps, nous avons tenus une cour ſolemnelle au jour de Noël dans la Ville d'Aix, auquel lieu ce très Saint corps avoit été ſecretement dépoſé par la crainte des ennemis du dedans & du dehors : mais ayant été manifeſté par une révelation divine à la louange & à la gloire du nom du Chriſt, nous l'avons levé & exalté le quatrieme jour a-

Canticis Spiritualibus cum timore & reverentiâ elevavimus, & exaltavimus quarto Kalendas Januarii.

His autem omnibus gloriofe peractis, cum in prædicto loco , cujus ipfe fundator extiterat , de ipfius loci libertate , inftitutis legum , & pacis atque juftitiæ quibus totum orbem rexerat , diligenter inquireremus. Ecce fratres ejusdem Ecclefiæ privilegium Sancti Karoli de fundatione & dedicatione ipfius nobiliffimæ Ecclefiæ, & de inftitutionibns legum humanarum , & civilis juris ejufdem civitatisnobis in medium protulerunt. Quod, ne vetuftas aboleret, vel ne per oblivionem deperiret, noftrâ Imperiali autoritate renovavimus. Ejufdem vero Privilegii

vant les Kalendes de Janvier (28. xbre.) avec crainte & reverence à la vue de tous les grands & d'une affluence immenfe d'Eccléfiaftiques , & de peuple avec Hymnes & Cantiques fpritueis pour l'affermiffement de l'Empire Romain, & le falut particulier de notre très chere époufe l'Impératrice Béatrix , & de nos fils Frederic & Henry.

Ces céremonies ayant été Solemnellement achevées, comme nous nous informions dans ladite Ville fondée par ledit Empereur Charles des libertés dudit lieu, comme auffi des loix relatives à la paix, & à la juftice , par lefquelles il avoit gouverné l'Empire du monde, les freres de la même Eglife nous ont préfenté un privilege accordé par ledit Saint Empereur Charles, à icelle très célèbre Eglife, au fujet de fa fondation & dédicace, concernant les difpofitions des loix civiles & particulieres de ladite ville , & pour obvier à l'abolition & extinction dudit privilege foit par le tems,

tenor & Inftitutio ta-
lis eft.

EGO KAROLUS
qui Deo favente curam
Regni gero, & Roma-
norum Imperator exif-
to, Confilio Principum
Regni noftri , Epifco-
porum , Ducum , Mar-
chionum ac Comitum,
rogatu vero tam libero-
rum quam fervorum ,
in plurimo generali con-
ventu, in diverfis locis
Regni noftri habito, dif-
cuffi pro ut juftius ac
melius cunctis videba-
tur. Primum de lege
Sanctarum Ecclefiarum ,
de reddendis juftitiis E-
pifcoporum , de vitâ &
jure Presbiterorum &
Clericorum , & hæc om-
nia judicio & affenfu
veftro fecundum inftitu-
ta patrum meorum cor-
roboravi, firmavi & auxi
nihil de his minuens
quæ Catholici viri, ac
recte & legitime vivere
volentes , ad obfervan-
dum fpirituali ac fœcu-
lari decreto , bonum &
utile contulerunt. De-
inde prout cunctis pla-
cuit prudentioribus Re-
gni noftri legem Saxo-

foit par l'oubli , nous l'a-
vons de notre autorité Impériale ici renouvellé. Telle en eft la teneur.

MOI CHARLES qui
par la faveur Divine tiens
les Rênes de l'état , & fuis
Empereur des Romains : de
l'avis des grands de notre
Royaume, Evêques, Ducs,
Marquis & Comtes, & à la
requête de tous autres tant
libres que ferfs, en plufieurs
affemblées générales tenues
en divers lieux de nos états,
fuivant ce qui a femblé à
tous jufte & expédient, j'ai
premierement examiné les
privileges des Eglifes , les
droits des juftices Epifcopa-
les , les droits auffi & la maniere de vivre des prêtres
& des Clercs , & de votre
avis & confentement, con-
formement aux inftitutions
de mes Prédeceffeurs, je les
ai confolidés , confirmés, &
augmentés , fans déroger
en rien à tout ce que les
bons Catholiques qui s'étu-
dient à bien vivre, ont in-
ftitué de bon & d'utile ,
chacun de fa part, foit pour
le fpirituel , foit pour le
temporel. Enfuite de l'avis

num, Noricorum, Suevorum, Francorum, Ripuariorum, Salicorum, sicut mos & potestas Imperatorum est, & omnium antecessorum nostrorum semper fuit, distinxi, distinctam sub autoritate Regiâ & Imperatoriâ stabilivi, non ex meâ adinventione vel corde prolatam, sed communi consilio, & generali conventu totius Galliæ a me renovatam, & in melius auctam, sicut patres & prædecessores mei fecisse perhibentur.

Scitis enim & neminem latet, quia quidquid ab Imperatoribus & Regibus præceptum & decretum est, semper ratum & pro lege tenendum est ; nedum quod ab universis sensatis, & justâ discretione vivere volentibus Imperatum & actum est, & nostrâ Imperatoriâ & Regiâ majestate confirmatum & solidatum. Nunc patres, fratres & amici, fautores & coadjutores gloriæ nostræ, & regni nostri, de omnibus statutis patris mei Pipini quæ ad utilitatem & ho-

aussi des plus sages de notre état, & suivant la coutume de nos prédecesseurs, & l'autorité qu'ils ont eue en qualité d'Empereurs, j'ai distingué la loi des Saxons, Noriques, Sueves, Francs, Ripuariens, & Saliques, & icelle appuyé de mon autorité Royale & Impériale, non qu'elle ait été par moi inventée, & tirée de mon propre fonds, mais seulement renouvelée, amplifiée & rectifiée dans l'assemblée générale de toute la Gaule, ainsi que je sais que mes peres & Prédecesseurs ont fait.

Car vous savés, & personne ne l'ignore que tout ce qui a été une fois ordonné & decerné par les Empereurs & les Rois doit toujours demeurer ferme, & tenir lieu de loi ; à plus forte raison, ce qui ayant été ordonné & pratiqué par tout ce qu'il y a de gens sensés, & qui ont un juste discernement dans leur maniere de vivre, aura été confirmé & validé par notre Majesté Royale & Impériale. Vous donc nos peres, freres & amis, qui vous in-

morem Sanctæ Ecclèfiæ firmari ac renovari pe- tiſtis, quæ ad deffenfio- nem fecularium rerum & legum ſtabiliri quæ- fiſtis nihil minui nec ade- mi, fed in melius am- pliavi, omnium fanis confiliis acquievi, ac fui in medio veſtrum quafi unus de quærentibus & petentibus æquitatem le- gis, nulli contradicens, aut renitens dignæ & rectæ petitioni. Ego vef- tri decreti, & petitio- nis voluntarius extiti, vos quafi patres & fra- tres audivi. Nunc quæ- fo ut meæ petitionis & interceffionis non folum auditores fedet benevoli factores fieri velitis, nec quod indecens aut into- lerabile fit, quæro, fed quod tota Gallia, & u- niverfi principes potius concedere, quam nega- re debent.

téreffés à la gloire de notre regne; vous favés que je n'ai rien abrogé ni retran- ché des conftitutions de mon pere Pepin, que vous avés demandé que je re- nouvelaffe, & auxquelles vous avés defiré que je don- naffe force & vigueur, tant pour le bien & l'honneur de la Sainte Eglife, que pour le maintien des chofes tem- porelles & des loix, mais qu'au contraire, j'y ai ajou- té ce que j'ai trouvé de meilleur. J'ai déferé à tous les pieux confeils qu'on m'a donné, & j'ai été au milieu de vous comme un des vo- tres qui auroit reclamé l'é- quité de la loi, ne contredi- fant à aucune demande juf- te & raifonable. J'ai acqui- efcé à tout ce que vous avés réfolu & demandé, vous é- coutant comme mes peres & mes freres. Je vous prie donc maintenant, non feu- lement d'écouter mes in- tentions, & demandes, mais de travailler tous de bon cœur à les exécuter : car je ne demande rien que d'ho- nête & de raifonnable, & à quoi toute la Gaule & les grands ne doivent plutôt acquiefcer que s'y refufer.

Noſtis qualiter ad locum qui Aquis ab aquarum calidarum aptatione traxit vocabulum, ſolito more venandi cauſâc egreſſus, ſed perplexione ſylvarum, errore quoque viarum a ſociis ſequeſtratus, inveni thermas calidorum fontium & Palatia inibi reperi, quæ quondam Granus unus de Romanis Principibus, frater Neronis & Agrippæ a Principio conſtruxerat, quæ longâ vetuſtate deſerta ac demolita frutetis quoque ac vepribus occupata nunc renovavi, pede equi noſtri in quo ſedi inter ſaltus rivis aquarum calidarum perceptis & repertis. Ibidem Monaſterium Sanctæ Mariæ Matri Domini noſtri Jeſu Chriſti, labore & ſumptu, quo potui ædificavi : lapidibus ex marmore precioſis adornavi, quod Deo adjuvante & cooperante ſic formam ſuſcepit, ut nullum ſibi queat æquiparari. Itaque tam egregio opere hujûs eximiæ Baſilicæ non ſolum pro voto, & deſiderio meo, verum etiam ex divinâ gratiâ ad unguem

Vous ſavés ce qui arriva lorſqu'étant allé un jour chaſſer à notre ordinaire, & nous étant égarés dans les bois, & ſéparés de notre ſuite, nous nous trouvames dans ce lieu qui a été appellé Aix à cauſe de ſes eaux chaudes, & nous y découvrimes des bains chauds & un Palais que Granus Prince Romain, frere de Neron & d'Agrippa y avoit fait bâtir il y a longtems : que voyant ces lieux ruinés par le tems & couverts de broſſailles & d'épines, je les ai retabli, & qu'ayant decouvert dans la foreſt ſous les pieds du cheval ſur lequel j'étois monté des ſources d'eaux chaudes, j'ai fait bâtir dans ce lieu un monaſtere de marbres precieux en l'honneur de Sainte Marie mere de N. S. J. C. avec tout le ſoin & la magnificence dont j'ai été capable, enſorte que par l'aſſiſtance Divine cet ouvrage eſt parvenu à un point de perfection que rien ne peut égaler. Après avoir donc fini cette magnifique Baſilique qui par la grace Divine a ſur-

peracto, Pignora Apos-
tolorum , Martyrum ,
Confeſſorum & Virgi-
num adiverſis terris &
regnis, & præcipue Græ-
corum collegi, quæ huic
Sancto intuli loco , ut
eorum ſuffragiis Reg-
num firmetur , pecca-
torum indulgentia con-
donetur.

Præterea a Domino
Leone Romano Ponti-
fice hujus templi conſe-
crationem & dedicatio-
nem impetravi præ ni-
miâ devotione, quam
erga idem opus habui,
& Sanctorum pignora,
quæ inibi recondita meo
Studio & elaboratu ha-
bentur. Decebat enim
ut idem templum quod
cunctis Monaſticis ædifi-
ciis in regno noſtro for-
mâ & ſtructurâ præeſſe
videtur , in honorem
Sanctæ Dei Genitricis ,
a nobis Regali Studio
fondatum dignitate con-
ſecrationis præcelleret ſi-
cut ipſa virgo ſuper om-
nes choros Sanctorum
præcellens exaltata eſt.
Et ideo Dominum A-
poſtolicum qui omnes
præcellit Ecclefiaſticos
gradus , ad conſecran-
dum & dedicandum idem

paſſé mes deſirs, j'ai raſſem-
blé de divers pays & Etats,
& notament de la Grêce, les
Reliques des Apôtres, mar-
tirs, Confeſſeurs & Vierges,
afin que par leurs ſuffrages,
cet Empire ſoit de plus en
plus affermi, & que nous
obtenions le pardon de nos
pêchés.

De plus dans la dévotion
que j'ai toujours eu pour ce
lieu, & pour les Saintes Reliques qui y ont été raſſem-
blées par mes ſoins, j'ai obtenu que le Seigneur Léon
Pape conſacrat, & dediat
lui-même cette Egliſe. Il
convenoit qu'un Temple
qui ſurpaſſe par ſon Architecture tous lui édifices re-
ligieux, & qui a été fondé
par nos ſoins Royaux à
l'honneur de la Sainte Mere de Dieu, les ſurpaſſat encore par la dignité de ſa
conſécration, comme cette
Sacrée Vierge elle-même
eſt au-deſſus de tous les
chœurs des Saints. C'eſt
pour cela que de mon pro-
pre mouvement, j'ai fait venir en ce lieu ledit Seigneur
Pape, chef de tous les Eccleſiaſtiques, pour faire lui-

templum, ex solâ cordis mei confideratione elegi & accivi. Accivi etiam cum illo Romanos Cardinales, Epifcopos quoque Italiæ & Galliæ quam plures, fimul que Abbates cujus que ordinis , Clerum multum qui huic Sacræ dedicationi intereffent. Acciti funt etiam Romani Principes multi, præfecturâ & qualicunque dignitate promoti ad id folemne, Duces, Marchiones, Comites , Principes Regni noftri, tam Italiæ quam Saxoniæ, tam Bavariæ quam Allemaniæ, & utriufque franciæ tam Orientalis, quam Occidentalis, in omnibus voto meo & defiderio obfequentes. Illic vero Domino Apoftolico & omnibus prædictis nobilibus & egregiis perfonis congregatis, merui ab omnibus obtinere præ nimiâ devotione quam erga ipfum locum & Matrem Domini noftri J. C. habebam, ut in templo eodem fedes Regia locaretur, & locus Regalis & caput Galliæ trans Alpes haberetur, ac in

même la confécration & la dédicace de cette eglife. J'ai auffi fait venir avec lui les Cardinaux de Rome, grand nombre d'Evêques d'Italie & de Gaule , des Abbés de tous les ordres , & une multitude d'autres Ecclefiaftiqnes pour affifter à cette facrée dédicace. Y font auffi venus les Principaux de Rome , les préfets & plufieurs autres Seigneurs poffedant les différentes charges de l'état, Ducs, Marquis, Comtes & Grands de nos Etats, tant d'Italie, que de Saxe, Baviere, Allemagne , & de la France tant Orientale qu'Occidentale , lefquels ont tous obéis à mes defirs. Etant donc affemblés en ce lieu avec ledit Seigneur Pape, & les autres fufdites perfonnes éminentes en nobleffe & en dignité, j'ai merité d'obtenir d'eux par la grande dévotion que j'ai, tant pour ce lieu que pour la Ste. Mere de N. S. J. C. que l'on drefferoit un fiege Royal dans cette bafilique : que cette ville feroit tenue pour Royale & pour capitale de la Gaule trans Alpine, &

ipsâ sede Reges succes-
sores & hœredes Regni
initiarentur, & sic ini-
tiati , jure de hinc Im-
peratoriam Majestatem
Romæ sine ullâ inter-
dictione planius asseque-
rentur. Confirmatum &
Sancitum est hoc a Do-
mino Apostolico Leone
Romano Pontifice , &
a me Karolo Romano-
rum Imperatore Augus-
to primo autore hujus
templi & loci, quate-
nus ratum & inconvul-
sum hoc statutum &
decretum nostrum ma-
neat ; & hic sedes Re-
gni trans Alpes habea-
tur : sit que caput om-
nium civitatum & Pro-
vinciarum Galliæ. De-
crevimus etiam ex as-
sensu & benevolentiâ
omnium Principum Re-
gni qui hoc ad festum
dedicationis convene-
rant, ut locum & se-
dem Regiam promurali
præsidio contra omnes
turbines, Episcopi, Du-
ces , Marchiones , Co-
mites , omnes Principes
Galliæ , fideles Regni
tueantur, semper hunc
locum venerantes & ho-
norantes. Decrevimus
etiam ut si qua injuria

qu'en icelui siege royal, les
Rois nos Successeurs & hé-
ritiers de notre Empire, ayant été duement initiés , &
sacrés, exerceroient ensuite
les fonctions royales & Impériales dans la ville de Rome , pleinement & sans empêchement ; ce qui a été confirmé & ordonné par ledit
Seigneur Léon Pape de Ro-
me , & par moi Charles Empereur des Romains tou
jours Auguste fondateur de
ce temple & de cette cité, à
ce que notre présente con-
stitution & decret demeure
ferme & inviolable , & que
ce dit lieu soit le siege de
l'Empire audela des Alpes ,
& la ville capitale de toutes
les Provinces de la Gaule.
Nous ordonnons aussi de
l'avis & suivant l'intention
favorable de tous les grands
de nos Etats , qui ont assisté
à la cérémonie de la dedica-
ce, que les Evêques, Ducs,
Marquis, Comtes & tous
autres principaux de la
Gaule fideles & affectionés
à l'Empire , en respectant
& honorant ce lieu & siege
Impérial, le protegent &
deffendent comme un rem-

aut verſutia contra leges quas ſtatuimus, furrexerit; libero aut ſervo, nocere tentaverit, Aquis ad hanc ſedem quam fecimus Caput Galliæ veniat. Veniant judices & deffenſores loci, ut cum equitate legis cauſæ diſcutiantur, ſtatus legis reſurgat, injuria condemnetur, illic juſtitia reformetur. Nunc ergo quia locum hunc Majeſtate Regiæ Sedis Domini Apoſtolici decreto, & noſtrâ Imperiali potentiâ, noſtro quoque aſſenſu exaltavimus, honeſtate vero hujus templi, & plurimorum Sanctorum veneratione magnificavimus. Decet nec incongruum videtur, quin ad hoc meus figatur animus, ut petitio mea, cujus vos non ſolum auditores ſed & benevolos factores fieri exoravi, apud vos obtineat, quatenus non ſolum clerici & Laici hujus indigenæ ſed & omnes incolæ & advenæ hic inhabitare volentes, præſentes & futuri, ſub tutâ & liberâ lege, ab omni ſervili conditione

part contre toute ſorte de troubles, & d'inſultes. Voulons en outre que ſi quelqu'un par injuſtice ou par chicane violoit les loix que nous avons établies, ou entreprenoit de grêver & de moleſter quelque perſonne que ce ſoit, libre, ou ſerf, il ſe rende en ce lieu d'Aix que nous avons créé capitale de la Gaule : que les juges & protecteurs du lieu s'y trouvent, examinent les griefs avec équité, redonnent la vigueur aux loix, repriment le crime, & rétabliſſent la juſtice. Puis donc que par le decret dudit Seigneur Pape, par notre Puiſſance Impériale, & par votre conſentement, nous avons tellement honoré ce lieu, que d'y établir notre ſiege Impérial ; il convient, & la choſe me paroit juſte, que j'y donne mes ſoins & mon application, & que comme vous voulés bien être non-ſeulement aſſiſtans, mais auſſi coopérateurs, vous nous accordiés encore, que non-ſeulement les clercs, & laïques, habitans naturels de ce lieu, mais

vitam agant · ac omnes pariter ex avis & atavis ad hanc fedem pertinentes, licet alibi moram facientes, ab hac lege quam dictavero, a nullo fucceffore noftro, vel ab aliquo machinatore, legum que fubverfore infringantur. Nunquam de manu Imperatoris vel Regis alicui perfonæ nobili, vel ignobili in beneficio tradantur.

Acquieverunt univerfi Domini & Magni Imperatoris Karoli petitioni, & voluntati qui ad hoc folemne dedicationis ex diverfis Regnis confluxerant, ac bonum & acceptum coram Deo & hominibus, Domini Apoftolici & Impératoris decretum aftruxerant, & omnium graduum Epifcoporum,

auffi tous autres étrangers qui voudroient s'y fixer, pour le préfent ou pour l'avenir, y vivent en fureté fous la protection de la loi, exempts de toute condition fervile, & que pareillement tous les defcendans defdits habitans, jufqu'à la quatrieme génération, quoique faifant ailleurs leur demeure, ne puiffent être par aucuns de nos fucceffeurs, ni par aucun machinateur que ce foit qui entreprendroit de renverfer les loix, privés du bénéfice de ladite loi par moi préfentement dictée, ni être traduits de la main de l'Empereur ou du Roi dans celle de quelque perfonne que ce foit, noble ou autre, pour lui être affujetti.

Tous lefdits Seigneurs qui s'étoient rendus de toutes parts à cette fameufe dédicace acquiefcerent à la demande du grand Empereur Charles, affurans que tout ce que le Seigneur Pape & l'Empereur avoient décidé en cela étoit bon & acceptable devant Dieu, & devant les hommes, & tous ceux qui étoient pré-

Abbatum quoque ban-
no corroborari & con-
firmari hanc Imperatoris
petitionem , universi
parvi ac magni accla-
maverunt.

*Hic finit Karoli Ma-
gni Pragmatica.*

Lætetur igitur & ex-
ultet ineffabili gaudio
Aquis Granum Caput
Civitatum , venerabilis
Clerus cum devotissimo
populo, quod in diade-
mate Regni aliis Prin-
cipibus & gloriosis locis
speciosissimo ornamen-
to distinctis in capite
coronæ positum, quasi
prælucidarum gemma-
rum splendore coruscat,
& illo singulari & cor-
porali gaudeat Patro-
no, qui Christianæ fi-
dei illustratione & le-
gis, quâ unusquisque vi-
vere debeat, Romanum
decorat Imperium. Hæc
est enim mutatio dex-
træ Excelsi , quod pro
Grano fratre Neronis
fundatorem habet Sanc-
tissimum Carolum : pro
pagano & Scelesto Im-
peratorem Catholicum ;
cujus nos, quantum pro-
pitia divinitas concesse-

sens grands & petits, s'écrie-
rent par acclamation que
ladite petition de l'Empereur devoit être consolidée
& confirmée par le ban &
publication de tous les Evêques & Abbés.

Ici finit la Pragmatique
de Charlemagne.

Ainsi (continue Frede-
ric premier) notre ville capitale d'Aix a de quoi se ré-
jouir d'une joie inexprima-
ble, avec le vénérable clergé & le peuple si dévot, de
ce que chacune des autres
villes considérables de notre Empire qui forment
comme un diadême preci-
eux, étant enrichie & rele-
vée de quelque ornement
particulier , elle seule se
trouve élevée par dessus &
comme enchassée sur le
sommet de notre couronne,
où elle brille comme une
rose de pierres précieuses
très éclatantes. Sa gloire est
principalement rehaussée
en ce qu'elle possede le corps
d'un St. Patron, qui pour
avoir si fort avancé la foi
Chrétienne, & réformé les
mœurs, fait aujourd'hui
l'ornement de l'Empire Ro-

rit, pietatis vestigiis in-
hærentes venerabilem
Clerum Aquensem cum
Ecclesiâ Sanctissimæ Dei
Genitricis Mariæ excel-
lentissimo opere constru-
tâ, & omnibus prædiis
ejus, nec non & ipsam
Civitatem Aquisgranum
(quæ caput & sedes re-
gni Theutonici est) una
cum omnibus civibus
ejus tam minoribus,
quam majoribus, sub
nostram Imperialem tui-
tionem suscipimus, &
omnem libertatem &
justitiam quas Sanctis-
simus Karolus ejusque
successores eis dederunt,
ipsis confirmamus, sta-
tuentes & lege perpe-
tuo valiturâ confirman-
tes, ut omnes cives nos-
tri Aquenses per omne
Romanum Imperium
negociationes suas ab
omni Thelonii, Pedagii,
Guardiæ, vectigalis ex-
actione liberi, absque
omni impedimento libe-
re exerceant.

main. Car c'est un effet de
la main du très haut, & par
un échange très heureux
que la ville d'Aix ne doit
plus sa fondation à Granus
frere de Neron, mais au très
St. Empereur Charles : non
plus à un payen, mais à un
Empereur Catholique. Nous
donc marchans sur ses traces, & imitans sa piété, autant que la grace de Dieu
nous là permis, avons pris
& prenons sous notre pro-
tection Impériale le vénérable clergé de la ville d'Aix,
avec l'Église magnifique de
la très Ste. Vierge, Marie
mere de Dieu & tous ses
fonds & revenus, comme
aussi la ville d'Aix elle-même capitale & siege du Royaume Teutonique avec tous
ses habitans grands & pe-
tits, & ce faisant lui confir-
mons toutes les libertés &
les droits qui lui ont été accordés par le très St. Empereur Charles & ses succes-
feurs: voulant & ordonnant
par une loi irrevocable que
tous les habitans de la ville
d'Aix vaquent à leurs affaires, & commercent dans
toute l'étendue de l'Empire

Et sicut Sanctissimus Karolus Imperator instituit, indigenas hujus civitatis Sacræ & liberæ, nemo de servili conditione Impetat, nemo libertate privare præsumat : insuper omnes ad hanc sedem pertinentes, nullus Regum vel Imperatorum, ubicunque morentur, alicui personæ in feudum concedendi potestatem habeat. Cæterum ut omnes Sacratissimæ constitutiones Beatissimi Karoli totius perennitatis robur obtineant, præsentem inde paginam conscribi, & aureâ bullâ, signi que nostri caractere signari jussimus. Datum Aquisgrani, anno Dominicæ Incarnationis 1166. Indictione quartâ decimâ, sexto Idus Januarii, regnante Domino Friderico Romanorum Imperatore gloriosissimo, anno regni ejus quarto decimo, Imperii vero undecimo.

librement, & sans aucun empêchement, exempts de tous impôts, péages, & droits de Barriere.

Deffendons aussi, comme a fait le très St. Empereur Charles, à toutes personnes de molester les citoyens de cette ville libre & sacrée, en attentant à leur liberté, & s'ingerant de les en priver. N'entendons pas non plus qu'aucun Roi ou Empereur ait le pouvoir d'asservir au fief de quelque personne que ce soit, aucun de ceux qui en quelque lieu qu'ils fassent leur demeure, appartiendront à ce siège. Enfin pour donner à toutes les sacrées constitutions du très glorieux Emperur Charles une force & valeur perpetuelles, nous avons fait dresser les présentes lettres, Icelles fait signer & sceller de la bulle d'or, & marquer de notre Sceau. Donné à Aix l'an de l'incarnation de notre Seigneur 1166. indict. 14e., le sixieme des Ides de Janvier (8 Janvier) l'an 14 du regne de Frideric très glorieux Empereur des Romains, & le onzieme de son Empire.

Signum Domini Frederici Romanorum. Imperatoris gloriosissimi.

Ego Henricus Sacri Palatii prothonotarius vice Christiani Archicancellarii, & Maguntinæ sedis electi, recognovi.

Nos igitur qui fidem & obsequia nostrorum fidelium non patimur irremunerata transire, attendentes fidem puram & devotionem sinceram, quam prædicta universitas fideles nostri ad Majestatis nostræ personam, & Sacrum Imperium habent, progratis quoque servitiis quæ nobis & Imperio exhibuerunt hactenus fideliter & devote, & quæ exhibere poterunt inantea gratiora, ipsorum supplicationibus favorabiliter inclinati, supra scriptum Privilegium Divi Augusti avi nostri prædicti, huic nostro Privilegio de verbo ad verbum inseri jussimus : omnia quæ continentur in eo de Imperialis preeminentiæ gratiâ confirmantes : statuimus itaque, & Imperiali Sancimus edicto, quatenus nul-

Sceau du très glorieux Frederic. Empereur des Romains.

Collationé par moi Henry Protonotaire du Sacré Palais, pour Christian Archichancelier & Electeur de Mayence.

Nous donc (reprend Frederic deux) à ce que la fidélité & les bons services de nos sujets, ne demeurent pas sans récompense, attendu la fidélité pure & l'affection sincere que le corps de nosdits féaux habitans à marqué envers la personne de notre Majesté, & le St. Empire Romain & en considération des agréables services qu'ils ont rendus jusqu'à présent tant à nous qu'à l'Empire, & de ceux qu'ils pouront nous rendre à l'avenir, étant enclins de nous mêmes à écouter favorablement leur requête, avons fait inserer mot à mot le privilege du susdit Empereur Frederic premier notre très honoré ayeul dans le présent acte par nous accordé, confirmant de notre grace Impériale tout

lus dux, nullus Marchio, nullus Comes, nulla denique perſona alta vel humilis, Eccleſiaſtica vel mundana, univerſitatem prædictam contra preſentis privilegii noſtri tenorem, auſu temerario inquietare, moleſtare, ſeu perturbare præſumat : quod ſi præſumpſerit, indignationem noſtri Culminis ſe noverit incurſurum, & centum librarum auri optimi pro pæ: â compoſiturum, medietate ſcilicet cameræ noſtræ, & reliquâ medietate paſſis injuriam applicandâ. Ad hujus autem innovationis & confirmationis noſtræ futuram memoriam, & robur perpetuo valiturum, præſens Privilegium fieri, & bullâ aureâ Typario noſtræ Majeſtatis impreſſâ juſſimus communiri. Hujus rei teſtes ſunt Raymondus Comes Tholoſinus, Enno Comes Sylveſter, Bertholdus Comes Sacrimontis, Richardus Comes Caſertanus, Magiſter Petrus de Vinea, Theobaldus Franciſcus Gerardus de Bittengawen, & alii quam plures.

ce qui eſt contenu en Icelui. Ordonnons donc, & deffendons par la même autorité Impériale, qu'aucun Duc, Marquis, Comte, ou autre perſonne de quelque qualité & condition qu'elle ſoit, Eccléſiaſtique ou Laïque par une entrepriſe téméraire, contre la teneur du préſent Privilege, ne s'aviſe d'inquieter, moleſter, ou aucunement troubler la ſuſdite communauté ſous peine de notre indignation, & d'une amende de cent livres d'or pur, applicables une moitié à notre Chambre Impériale, & l'autre moitié à ceux qui auront été léſés : & afin de rendre ſtable le Souvenir de cette nouvelle faveur, & de cette confirmation, & pour lui donner à l'avenir la plus grande force, nous avons fait dreſſer le préſent privilege, & à Icelui fait attacher un ſceau d'or portant notre effigie, en préſence de Raymond Comte de Toulouſe, Ernich Comte de la Foreſt, Berthold Comte du Sacré Mont, Richard Comte de Caſerte, maître Pierre de

Locus sigilli nostri Friderici Secundi Dei gratiâ Invictissimi Imperatoris Romanorum Semper Augusti, Jerusalem & Siciliæ Regis.

Acta sunt hæc anno Dominicæ incarnationis 1214, mense Augusto, Secundæ indictionis, Imperante Domino nostro Friderico Secundo, gloriosissimo Romanorum Imperatore semper augusto, Jerusalem & Siciliæ Rege. Romani Imperii Ejus, anno 24 : Regni Jerusalem, 22 : Regni vero Siciliæ, 46 : Datum Pisis, anno, mense, & indictione præscriptis.

la Vigne, Thibauld François Gerard de Bittengawen, & plusieurs autres.

Lieu du sceau de Frederic second par la grace de Dieu, notre Invincible Empereur des Romains toujours Auguste, Roi de Jerusalem & de Sicile.

Fait au mois d'Août l'an de l'incarnation de N. S. 1214, indiction deuxieme, sous l'Empire de Frederic deux très glorieux Empereur des Romains toujours auguste, Roi de Jerusalem & de Sicile, l'an 24 de son Empire Romain, l'an 22 de son Regne de Jérusalem & l'an 46 de son Regne de Sicile. Donné à Pise l'an, mois & indiction ci-dessus.

Tels sont, M. les privileges accordés à la ville & aux Bourgeois d'Aix par Charlemagne, Frederic premier, & Frederic second. Je vous ai envoyé cette pragmatique Sanction en Latin, parce que je sais qu'aidé des formules de Marculphe, de Baluze avec l'ouvrage intitulé, Art de vérifier les dattes, vons aimés à reconnaître par vous même l'autenticité de ces sortes de titres, & j'ai cru vous servir à votre gout.

Je crois devoir vous observer que l'on ne doit point tirer induction du mot Monasterium qui

eſt dans cette Pragmatique , pour en inferer
que la fondation de l'Egliſe d'Aix ait été faite en
faveur de moines de l'ordre de St. Benoit.
Voici ce que diſent à ce ſujet Fiſen, Molanus.,
& Mirœus. L'on entend par Monaſteres, non-
ſeulement le lieu ou demeurent les Moines ,
mais auſſi celui ou ſe raſſembloient les Clercs &
les Chanoines pour y mener la vie cœnobique
ou en commun , ayant un réfectoire & un dor-
toir communs. La différence des uns aux autres , c'eſt que les Moines dans le recueillement
& la pénitence , occupés d'eux ſeuls , ne cher-
choient que leur propre perfection , au lieu que
les Chanoines & les Clercs ſe livroient ſuivant
léxemple des Apôtres au ſoin & à la charge des
ames.

Voici encore quelques privileges accordés à
l'Egliſe & à la ville d'Aix par les Papes & les
Empereurs, que l'on trouve dans la Chronique d'Aix.

Bulle d'Innocent quatre au Doyen d'Aix en
1248 ; qui commet ce dernier pour veiller à la
conſervation des privileges des habitans de la
ville que ce Pape confirme.

Bulle du même Pape aux citoyens d'Aix en
1249 qui ordonne que le Clergé & les Bourgeois de cette ville ne pouront être traduits en
jugement hors de leur ville , en vertu de lettres Apoſtoliques , ou de celles des legats du
Saint Siege.

Autre Bulle du même Pape en 1253 confir-
mative de la précedente.

Bulle d'Allexandre quatre de 1254 , qui confirme l'Archiprêtre dans l'ancien uſage ou il eſt

de connoître de toutes les caufes fpirituelles dans la ville d'Aix.

Autre du même de 1260 à la communauté de la ville qui confirme les loix & les coutumes de la cité, pourvu qu'elles ne foient pas contraires aux prérogatives Eccléfiaftiques.

Bulle de Clément quatre en 1268 au Clergé & habitans de la ville, qui confirme le Privilege accordé par les Papes précedens, de ne pouvoir être traduits en jugement hors de leur ville, en matieres Eccléfiaftiques.

Confirmation des Privileges de la ville d'Aix par l'Empereur Charles quint en Novembre 1520. Cet acte eft très étendu. Son contenu pafferoit les bornes d'une lettre. L'on le trouve dans les Chroniques d'Aix - la - Chapelle page 248.

Je ne dois pas oublier de vous dire que les Citoyens d'Aix font exempts du droit d'aubeine en France, comme les François en font exempts à Aix. Ce Privilege leur a été confirmé par Louis feize : mais il n'eft pas vrai, ainfi qu'on le dit, que les Bourgeois de Paris, foient Bourgeois d'Aix, & *vice verfâ*.

Cette lettre un peu longue ne me permet que de vous affurer des fentimens que je vous ai voûé.

L E T T R E IV.

Eglife de Notre Dame

Aix la Chapelle ce 15 Avril 1784.

Vous eftes content, M. de ma derniere lettre. Je craignois que les deux textes volumineux du Diplôme Impérial ne vous paruffent au moins inutiles : mais comme vous le dites fort bien , lors qu'on veut tout connoitre dans une Ville, aucuns de ſes droits & de ſes Priviléges ne ſont indifferens, même à un étranger. Vous me demandés pour quoi cette ville ſe nomme en François Aix la Chapelle , & vous deſirés des details ſur cette baſilique, ſur ſes chanoines, & ſur la ceremonie du couronnement qui s'y eſt toujours fait juſq'à Ferdinand premier frere de Charles-Quint. Je vais vous ſatiffaire.

Son nom d'Aix la Chapelle eſt pour la diſtinguer de la ville d'Aix en Provence, & du Bourg d'Aix en Savoyë, qui ont auſſi tous les deux des eaux Thermales. On la ſurnommée la Chapelle, comme une diſtinction duë à la magnificence de la Chapelle de Charlemagne, qui eſt l'Egliſe de Notre-Dame.

Cette Egliſe préſente à l'exterieur une architecture Gothique majeſtueuſe. L'interieur à cependant quelque choſe de plus frappant. Elle fut fondée en 796. Elle eſt diviſée en deux parties qui ont été baties en differens tems. La premiere qui fait aujourd'hui la nef, eſt la vrayë baſilique batie par Charlemagne. La Seconde qui eſt le chœur des Chanoines, eſt plus moderne. La nef eſt ronde & double. La voute eſt ſoutenuë par huit pilliers diſpoſés circulairement , qui portent une ſeconde Egliſe qui regne autour de l'Egliſe dans la partie ſupérieure. Cette gallerie avant la fondation de St Foilan étoit la paroiſſe de la Ville. Les arcades de cette gallerie ſont decorées de pluſieurs colonnes de marbre & de porphyre, avec des ornemens de Bronze & de cuivre doré. Il y a au milieu de l'Egliſe une vaſte couronne ſuſpenduë ſur le lieu ou étoit inhumé Charlemagne. C'eſt, dit-on, un alliage d'argent & de cuivre. Elle eſt cizelée & travaillée à jour dans le gout du onzieme siecle. C'est un vœu de Fréderic premier à la Vierge, dont l'Autel & l'image sont vis-à-vis.

Au dessous de cette couronne, est la place du tombeau de Charlemagne. Othon l'avoit fait chercher l'An 1000, & l'avoit trouvé. Il en avoit fait oter le siege couvert de lames d'or , la Croix Pectorale, la Couronne, le Sceptre, les Habillemens qui nétoient point déperis & toutes les Richesses, & avoit fait refermer ce tombeau. Frederic leva le Corps de terre en 1165 pour sa Canonisation , & fit mettre ses Reliques dans une Chasse d'argent qui est sur le grand Autel du Chœur. On en mit une autre partie avec ses cendres dans l'épaisseur du mur au côté droit de l'Eglise , on y voit dans une espéce de niche une figure qui représente Charlemagne. La Pierre Sépulchrale de cet Empereur à servi, à ce que l'on prétend à couvrir le tombeau de Jules César, si cependant Jules César a j'amais eu d'autre tombeau qu'une urne. Cette Pierre est un Marbre blanc qui représente l'enlévement de Proserpine. On ne la fait voir que très dificilement.

L'on nous à conservé la description des Cérémonies observées, pour la sépulture de Charlemagne. Tant déclat ne paroit cependant gueres s'accorder avec l'ignorance ou l'on vouloit que l'on fut du lieu de son dépôt , par la crainte des ennemis du dedans, & du dehors. Quoiqu'il en soit, en voici le detail. Lorsque ce Prince fut mort, on lava son Corps & on l'Embauma. On le revetit du Cilice qu'il portoit ordinairement, & par dessus on lui mit ses ornemens Impériaux, avec la Pannetierre d'or qu'il portoit dans ses voyages de Rome, lorsqu'il y faisoit ses dévotions comme pélérin. On l'assit ensuite sur un

Trone de Marbre blanc couvert de plaques d'or, ayant fur la tête une Couronne d'or avec une chaine du même métal, un livre d'Evangiles fur fes genoux, une épée richement garnie à fes cotés, fon Sceptre & fon Bouclier d'or maffif devant lui. On le defcendit dans cette pofture avec fon Trône & fes ornemens dans le caveau, & après avoir rempli de mufc & d'aromates le refte de l'efpace, on y jetta encore une grande quantité de pieces d'or, & on le fcella. L'on dit que la contretable de l'Autel a été faite des lames d'or qui couvroient le Trône de marbre, fur lequel Charles étoit affis dans fon fépulchre, & ce Trône qui eft celui fur lequel s'affeoient les Empereurs lors de leur couronnement eft dans l'Eglife d'en haut, en face de l'Autel de la Croix. Les ornemens Impériaux dont partie eft reftée à Aix, & l'autre partie a été portée à Nuremberg ont été deftinés à fervir à perpétuité au Couronement des Empereurs. Les ornemens que l'on conferve à Aix font : l'épée de Charlemagne, le livre d'Evangiles écrit en lettres d'or, & de la terre arrofée du fang de St. Etienne : ceux que l'on conferve à Nuremberg font : la tunique Impériale, la Couronne, le Sceptre, le Globe, & une Epée : fans que l'on fache comment ces ornemens y ont été tranfportés d'Aix-la-Chapelle.

Le Maître Autel de l'Eglife de Notre Dame eft dedié à la Sainte Vierge. Il y a au-deffus de cet Autel une chaffe d'or qui renferme ce que l'on appelle ici les grandes Reliques, que l'on ne montre que tous les feptans. On les a vues en 1783. dans cette chaffe eft auffi renfermé un petit coffre fur lequel il eft écrit : *nou me tangere.* Jufqu'à préfent perfonne n'a encore ofé l'ouvrir. Les grandes Reliques confiftent.

1°. Dans la robe blanche de la Ste. Vierge.

2· Les Langes de Jefus Chrift.

3. Le Linge fur lequel fut décapité St. Jean Baptifte, & dans lequel il fut envelopé après fa mort.

4. Le Linceul de Jefus Chrift, pendant à la Croix.

On fait voir journellement aux étrangers qui le demandent les petites Reliques qui font dans' la Sacriftie, & qne l'on porte publiquement en Proceffion le jour de la fête Dieu. Elles font précedées ce jour la par une figure coloffale de Charlemagne, portant dans fa main l'Eglife d'Aix. Ce Prince a une Perruque énorme, une Barbe longue, des Mouftaches frifées, & une Robe de damas jaune fort antique. Cette figure ne dégrade t'elle pas l'augufte de cette cérémonie? on la porte encore en Proceffion le jour de l'Afcenfion, & le premier de Septembre.

Les petites Reliques font :

5 De la Manne du Défert, des Feuilles & des Fleurs de la Verge d'Aaron, la pointe d'un des Clous avec lefquels J. C. a été attaché fur la Croix : une Dent de Sainte Catherine, & le Bras gauche de Charlemagne.

6. La Ceinture de cuir du Sauveur, dont les deux bouts font joints enfemble, & Scellés du Sceau de l'Empereur Conftantin.

7. Au-deffus de l'Autel dans le Chœur, le corps de St. Léonard Martir, ainfi que les offèmens de Charlemagne. Il y a encore dans une chaffe quarrée les offèmens de St. Blaife Evêque.

8. Une piece de la Corde avec laquelle les mains de J. C. furent liées dans fa paffion.

9. Une piece du Rofeau que les Juifs lui mirent en main pour fe moquer de lui, & une partie du Suaire

qui à couvert fon vifage. Des Cheveux de St. Jean Baptifte ; une Côte de St. Etienne premier Martyr.

10. Une Image d'argent de la Sainte Vierge.

11. Un Anneau de la chaine avec laquelle St. Pierre a été attaché.

12 Du Sang de St. Etienne premier Martir, fur lequel les Rois des Romains prêtent ferment le jour de leur Sacre.

13. Une partie du Bras droit du vieux St. Siméon, dans un Reliquaire d'argent doré, au-deffus duquel on voit un petite phiole d'Agathe, dans laquelle on conferve de l'huile qui a coulé du corps de Sainte Catherine.

14. L'Image de la Ste. Vierge peinte par St. Luc.

15. Des Cheveux de la Ste. Vierge. Ils font enchaffés dans un Reliquaire d'or garni de pierreries.

16. Le Bras droit de Charlemagne.

17. Son livre d'Evangiles écrit en lettres d'or , fur des écorces bleuatres très fines, il eft orné d'une très belle platine d'or travaillée en relief. C'eft auffi fur ce livre que les Rois des Romains prêtent ferment le jour de leur Sacre.

18. Des Cheveux de St. Barthelemi & de St. Jean Baptifte. Une Dent de St. Thomas Apôtre. Un Soleil émaillé dans lequel il y a une piece de l'Eponge qu'on a donné à J. C. fur la Croix quand il demanda à boire. Une Epine de la Couronne qu'on lui mit fur fa tête. Des offemens de Zacharie pere de St. Jean Baptifte.

19 Un Morceau de la vraie Croix.

20. La Tête de Charlemagne.

21. Le Cor de Chaffe de Charlemagne fait d'une dent d'Eléphant. Son épée dont les Empereurs font ceints à leur Couronemeut , & dont ils fe fervent pour créer des Chevaliers.

22. Des Offemens de differens Saints.

23. Idem.

24. Une Chaffe d'yvoire contenant quelques Reliques de St. Efpérance Evêque.

25. Des Reliques de St. Anaftafe Moine & Martir.

26. La ceinture de lin de la Sainte Vierge.

27. Un *Agnus Dei* dont le Pape Léon fit préfent à Charlemagne.

28. Une image Miraculeufe de la Ste. Vierge ; une croix d'or garnie de pierres précieufes, préfent de l'Empereur Lothaire. Au milieu eft fon portrait en Agathe , & aubas on lit : *Chrifte adjuva Lotharium.*

L'on fait encore voir aux étrangers differens ornemens affès riches , tels que : La Chappe dont le Pape St. Léon trois fe fervit le jour de la confécration de cette Eglife. Une chafuble de Satin bleu , faite à la maniere de l'Eglife Grecque, garnie par devant & par derriere d'une croix de perles fines, dont St. Bernard s'eft fervi en 1146.

Une Chapelle de drap d'or garnie de perles, dont l'Empereur Charles quint fit préfent à cette Eglife , après y avoir été Sacré.

Une Couronne d'or garnie de vingt huit diamans, de deux gros faphirs bleus, & de beaucoup de perles, dont Marie Reine d'Ecoffe fit préfent à Notre Dame.

Un ornement de drap d'argent pour deux Chapelles, quatre Chapes, deux Couronnes d'or garnies de perles, de rubis & diamans : deux Robes, l'une pour la Vierge , l'autre pour l'enfant Jefus; celle de Notre Dame garnie de foixante & douze diamans, & celle de l'enfant de trente trois C'eft un préfent d'Ifabelle Claire Eugenie Infante d'Efpagne , Ducheffe de Brabant. Elle a auffi donné quatre pieces de drap d'or & d'argent enrichies de perles, dont chaque piece fert de troifieme envelope aux grandes Reliques.

Jofeph premier a donné en 1694 un très riche ornement, & deux Robes garnies de perles pour la Vierge.

Il y a deffus l'Autel une image Miraculeufe de Notre Dame.

L'on voit au-deſſus de la porte de la Sacriſtie une chaire couverte de platines d'or, & garnie de pluſieurs pierres de grand prix, entre autres d'une agathe d'une groſſeur extraordinaire, donnée par St. Henry de Baviere, ſecond du nom, Empereur des Romains. On y chante l'Evangile les jours de grande fête.

L'autel eſt également couvert de platines d'or.

Le tombeau d'Othon trois eſt au milieu du chœur. Au-deſſus de l'Autel dans le fond du Chœur eſt une chaſſe de vermeil, où ſont renfermés les oſſemens de Charlemagne & ceux de St. Léopard.

Plus haut ſont les Poëles Royaux, ou draps mortuaires que les Rois de France ont coutume d'y envoyer le lendemain de leur Sacre, pour être dépoſés ſur le tombeau de Charlemagne. Ils ſervent à célébrer les obſeques des Rois, leurs Prédeceſſeurs. On y voit celui qui a été envoyé par Louis quinze & celui qui l'a été par Louis ſeize. Ce dernier y fut apporté le lendemain du Sacre de ce Prince à Rheims par M. de la Ferté Intendant des menus. Il étoit chargé de remettre au Chapitre la lettre ſuivante :

A nos très chers & bien amés les Chanoines & Chapitre de l'Egliſe Royale d'Aix-la-Chapelle.

DE PAR LE ROI.

Très chers & bons amis. Nous avons ordonné au Sieur Papillon de la Ferté Intendant Controleur général de l'argenterie, Menus plaiſirs, & affaires de notre chambre, & Intendant honoraire de notre Ordre Royal & militaire de St. Louis ; de vous remettre le préſent qu'à l'exemple des Rois nos prédéceſſeurs, nous avons réſolus de faire à votre Egliſe à l'occaſion de notre Sacre. Nous aimons a renouveler cet uſage ancien en faveur d'une baſilique fondée par un des plus grands Rois de la Monarchie Fran-

[47]

oife, pour être le centre de l'union des peuples soumis à fon Empire ; & nous reffentons un véritable plaifir en nons acquittant d'un devoir de reconnoiffance envers la Majefté Divine, de pouvoir en même temps vous donner une marque de l'affection & de la bienveillance que nous avons pour vous. Nous nous remettons entierement à cet égard à ce que le Sr. Papillon de la Ferté vous dira de notre part, & vous prions d'être bien perfuadés de l'intérest fincere que nous prendrons toujours à la confervation de l'ancienne fplendeur de votre Eglife, & aux avantages de votre Chapitre. Sur ce, nous prions Dieu qu'il vous ait, très chers & bons amis, en fa Sainte garde. Ecrit à Rheims, ce douzieme jour de Juin de l'année 1775, & de notre Regne le deuxie ne. Signé Louis, & plus bas, Gravier de Vergenne.

M. de la Ferté fut reçu avec les cérémonies d'ufage, & dans le difcours qu'il fit au Chapitre en remettant le Poële Royal, il dit que le Roi de France lui avoit ordonné de préfenter au Chapitre ce préfent, pour être dépofé fur le tombeau de l'Empereur Charlemagne, dont S. M. porte le Sceptre, & la Couronne.

Ce Poële fervit au magnifique catafalque que le Chapitre avoit fait élever fur le tombeau d'Othon, pour y célébrer les obfèques de Louis quinze, auxquelles M. de la Ferté affifta. Deux jours après, le Chapitre fit encore célébrer un fervice & chanter le *Te Deum* pour l'heureux avénement de Louis feize au Trône. M. de la Ferté affifta auffi à cette cérémonie.

Dans le bas de l'Eglife eft une Chapelle que Louis premier Roi de Hongrie à fait bâtir en

1372 & qui fut nommée Chapelle Hongroife. L'Impératrice Marie Therefe Reine de Hongrie & de Bohême l'a fait rebatir pour les Pelerins de fes Etats qui viennent tous les feptans vifiter les grandes Reliques.

L'on trouve encore beaucoup de Reliques dans les differentes Eglifes de cette ville : dans celle de St. Adalbert la tête de ce Saint, celle de St. Hermés Martyr : une épaule de St. Laurent, un morceau de la vraie Croix ; une partie de la crêche de J. C. &c. Cette Eglife eft en même temps Paroiffiale & Collegiale. Il y a un Chapitre créé par Othon en 1000. L'Empereur Henri deux fit achever cette Eglife, & la dota pour vingt Chanoines, fans préjudicier à la primauté de l'Eglife de N. D. le Chapitre de St. Adalbert avoit été très richement doté, mais en 1175, & 1218, la Mer ayant détruit les digues entre Dordrecht & Gertruidemberg, engloutit une quantité confidérable de villages & de terres appartenantes à ce Chapitre. L'Empereur Henry fix répara ce malheur par differentes donations ; mais en 1420 une nouvelle inondation entre Gertruidenberg & la digue détruifit feize paroiffes appartenantes au Chapitre qui les à perdues fans retour.

Les Chanoines de St. Adalbert ont été affiliés à l'ordre de la milice Chrétienne approuvé par l'Empereur Ferdinand deux en 1619 & confirmé par le Pape Urbain huit en 1624. en conféquence, les Chanoines ont le droit confirmé par l'Empereur, & le Pape fufnommés, de porter la croix de cet Ordre : mais ils n'ufent pas de ce privilege. J'en ignore la raifon.

Revenons aux Reliques. On voit dans l'Eglife

des Chanoines Réguliers un Crucifix brun, ayant le vifage blanc, qui eft cru lui-même de cette façon.

Dans la Chapelle de l'Ordre Teutonique, la tête de St. Gilles; un linge fort fin, avec lequel la Sainte Vierge effuyoit fes larmes au pied de la Croix : de la terre fur laquelle a coulé le fang de J. C. un morceau de la table & de la chandelle qui ont fervi à la cêne. Le corps entier de Ste. Juftine Martyre & Reine de Hongrie, compagne de Ste. Urfule : c'eft pourquoi les Pélerins de Hongrie y offrent tous les fept ans un cierge, & dinent dans la Commanderie.

Aux Auguftins, un morceau du linge dont J. C. fe couvrit le vifage dans la maifon de Caïphe : un fuaire que la Sainte Vierge à toujours porté.

Lorfque l'on montre les grandes Reliques à Aix, on en fait voir auffi dans l'Abbaye libre & Impériale de Corneli Munfter Fondée par Louis fils de Charlemagne en 817. Cette Abbaye eft de l'Ordre de St. Benoit, à deux lieues environ d'Aix. Ces Reliques confiftent 1mo. dans le linge que J. C. avoit devant lui, lorfqu'il lava les pieds à fes Apôtres. 2. Dans le linge dans lequel Jofeph d'Arimathie envelopa le corps de J. C. pour l'enfevelir. 3. Dans le fuaire qui fut mis fur la tête de J. C. dans le Sépulchre. 4. Dans la tête & le bras de St. Corneille Pape & Martir, invoqué contre le mal caduc. 5. Son cornet, dans lequel boivent ceux qui font attaqués de la fievre.

La longueur de ce dénombrement eft je

D

crois fuffifante, Monfieur, pour vous convaincre que je ne néglige rien pour raffaffier votre curiofité. J'ai l'honneur &c.

LETTRE V.

Chapitre de N. D. & Couronnement de l'Empereur.

Aix-la-Chapelle 1er. *Mai* 1784.

Je me hâte, Monfieur, de remplir vos vues & mes promeffes, en vous parlant de l'antiquité & des prérogatives des Chanoines d'Aix, & du couronnement des Empereurs.

Vous avés vu la fondation de ce Chapitre par Charlemagne. Je vous ai fait obferver à la fuite de cette charte, que les meilleurs Auteurs conviennent tous que le mot de *Monafterium* n'entraine pas avec lui la fignification d'une habitation de Moines, mais étoit auffi propre à celle des Chanoines Reguliers vivans fous la conduite d'un Abbé, tels que furent originairement les Chanoines d'Aix. Ils furent enfuite fécularifés, partagerent leurs prébendes, & vecurent chacuns en particulier, comme ils vivent aujourd'hui.

L'irruption qu'avoient faits les Normans en 881, & les contributions que le Chapitre avoit été obligé de payer, les avoit engagés à demander la diminution de leurs Prébendes. Charlemagne en avoit fondé vingt : elles furent reduites à douze; mais vers l'an 930 l'Empereur Othon, d'accord avec Norger Evêque de Liege joignit au Chapitre d'Aix les douze Chanoines de Kevermonde, & unit

leurs revenus à ceux de cette Eglife. Cet Evêque fonda encore feize nouvelles Prébendes,
& le Chapitre fut porté à quarante Chanoines : mais Guillaume Prince d'Orange ayant
exigé de fortes contributions en 1568, les
Chanoines pour payer leur part furent forcés
d'aliener une partie de leurs biens. Leurs Prébendes ne pouvoient plus fournir à leur fub-
fiftance. Grégoire treize leur accorda la fup-
preffion de huit Prébendes, & ils font actuellement au nombre de trente deux : Savoir :
trois dignités, le Prévôt, le Doyen & le
Chantre, vingt & un Capitulaires, huit Chanoines Domiciliaires, & deux Vicaires Royaux.
Il y a en outre un clergé de cinquante perfonnes, que l'on appelle le bas chœur.

Grégoire cinq vint à Aix en 997. Il ordonna que perfonne ne pouroit dire la Meffe
à la Chapelle de la Vierge, que fept chanoines y compris le Doyen, qui eft Prévôt né
du Chapitre de Ruffon, & qui confere alter-
nativement avec l'Abbeffe de Borfet, les Prébendes du Chapitre de Ruffon. Ces fept chanoines furent nommés par ce Pape Prêtres
Cardinaux. Ils portent le camail & la foutane
rouges mélés de pourpre. Les chanoines portent la foutane violette.. Ces privileges leur
ont été confirmés par une bulle de Pie fix actuellement regnant en datte du 30 Juin 1778.
Ils commencent la Meffe comme les Evêques,
& donnent à la fin la bénédiction Epifcopale.
L'Evêque de Liege Diocefain, & l'Archévêque de Cologne Metropolitain ont auffi le
droit de célébrer fur cet autel, foit en vertu
des titres dont je viens de parler, foit parce

qu'ils font confervateurs perpetuels des droits du Chapitre.

Cette Eglife eft exempte de la jurifdiction ordinaire de l'Evêque, & eft foumife immédiatement au St. Siege dès fa fondation & fa confécration par le Pape Léon, ce qui a été confirmé depuis par la bulle d'Adrien quatre donnée le dix des Calendes d'Octobre, Indiction fix, l'an 1157 & par Pie fix en 1778.

La ville crut en 1414 que le Chapitre ne vouloit plus admettre aux canonicats que des nobles & des gradués, au moyen dequoi les enfans des Bourgeois s'en feroient trouvés exclus. Cette affaire ayant été portée à Rome, Jean vingt trois ordonna d'en revenir aux anciennes coutumes. Cette bulle paroiffant trop générale, Martin cinq l'interpreta en 1418, & décida que pour obtenir une Prébende, il fuffifoit d'être né delegitime mariage, & être Bachelier, ou dans le cas de le devenir inceffament.

Jufques en 1710, le Chapitre avoit toujours conféré fes prébendes en corps, à la pluralité des voix. Les chanoines y trouverent des inconveniens. Pour les prévenir, ils obtinrent du Pape que chaque chanoine y nommeroit à fon tour; mais en 1778, d'autres raifons ont déterminé le Chapitre à revenir à l'ancien ufage.

La cenfure des livres dans la ville appartient à l'Ecolatre.

Le Chapitre eft auffi corps Ecclefiaftique des Etats du Duché & Province de Limbourg avec les deux Abbés de Rolduc & de Valdieu.

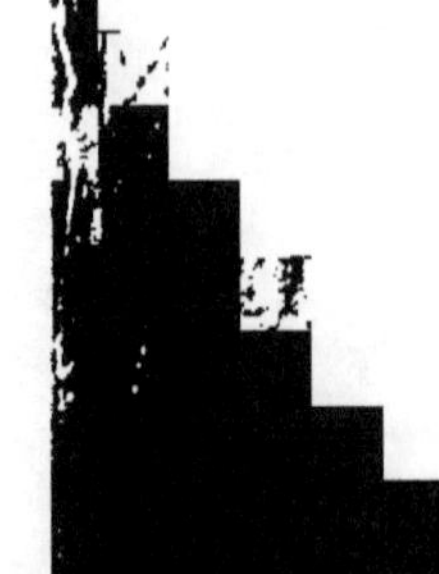

L'an 1773, le 2 9bre. l'Empereur Joſeph deux à accordé aux Prévôt, Doyen, & chanoines Capitulaires, le droit de porter un cordon avec une croix. Cette croix eſt ſurmontée d'une couronne Impériale, & eſt à huit pointes. Elle repréſente d'un coté ſur un fond d'Azur l'Egliſe vouée à la Vierge par Charlemagne & de l'autre coté les armes du Chapitre qui ſont parties d'Or & d'Azur. Sur l'or eſt un demi aigle éployé deſable, & le fond d'Azur eſt ſemé de fleurs de Lys d'Or. Le cordon eſt bleu, lizeré de trois filets, dont deux ſont jaunes, & celui du milieu eſt noir.

Le plus beau des droits de l'Egliſe & de la ville d'Aix eſt celui d'être le lieu du couronnement des Empereurs. Il paroit que depuis Charlemagne juſques à Charles quatre, il avoit été d'uſage que cette cérémonie ſe fît à Aix : mais ce dernier Empereur en fit une loi par ſa fameuſe bulle d'or, donnée à la diette de Nuremberg en 1356. Il y eſt dit que l'élection d'un Roi des Romains futur Empereur, doit ſe faire à Francfort à la pluralité des ſuffrages. Il doit être ſacré à Aix-la-Chapelle par l'Electeur Archévêque de *Cologne*, & célebrera toujours la premiere diette à Nuremberg. Par la convention de *Cadan* en 1534 il y eſt dit qu'il ne poura être élu de Roi des Romains du vivant des Empereurs à moins que tous les Electeurs aſſemblés collegialement ne conviennent d'un commun accord de la neceſſité indiſpenſable d'une pareille élection.

Par la capitulation de Matthias en 1619,

les Electeurs font autorifés à proceder à l'é-
lection d'un Roi des Romains dès qu'ils le
jugeront utile & néceffaire pour le bien de
l'Empire, & même malgré l'oppofition de
l'Empereur Regnant.

Il s'eft élevé une conteftation entre les Archevêques de *Cologne* & de *Mayence*, qui fe
difputoient le droit de facrer & de couronner
le Roi des Romains après fon élection. Il fut
décidé que l'Electeur de *Mayence* feroit la
cérémonie du couronnement, quand il feroit
célébré dans le Diocèfe de *Mayence*, & celui de *Cologne* partout ailleurs. Cet accord a
été confirmé dans les capitulations de Léo-
pold premier, Jofeph premier, Charles fix,
Charles fept, François premier & Jofeph deux.

En 1400 Wenceflas ayant été dépofé, Robert fut élu en fa place. Aix refufa de le re-
connoître. *Ce* Prince s'étant préfenté pour s'y
faire couronner, les Magiftrats exigerent qu'il
paffât fix femaines devant fes portes, comme
il avoit fait à *Cologne* ; & cette difficulté,
peut-être irréfléchie porta atteinte à la plus
belle des prérogatives de la ville. Robert dé-
clara dans des lettres patentes approuvées par
les Electeurs de fon parti, que fi des empé-
chemens quelconques ne permettoient pas
aux Electeurs Archévêques de *Cologne* de
célébrer le facre folemnel des Empereurs d'Allemagne dans la bafilique d'Aix-la-Chapelle, il
leur étoit, & devoit leur être libre de choi-
fir pour cette cérémonie telle autre ville de
leur Province Métropolitaine qu'ils trouve-
roient y convenir. En conféquence de cette
loi interprétative de la Bulle d'or, Robert

fut facré à Cologne, & força enfuite la ville d'Aix à le recevoir. (abregé Chron. de l'hift. & du droit public d'Allemagne par Pfeiffel.)

Cependant jufqu'à Ferdinand premier inclufivement, le couronnement s'eft toujours fait à Aix. L'Empereur Charles quint, malgré une maladie contagieufe que l'on prétendoit qui regnoit dans la ville, ne voulut pas changer le lieu de fon couronnement en 1520. Il fit annoncer fon arrivée à Aix. Tous les Electeurs & les Princes allerent au-devant de lui avec un nombreux cortege de Cavaliers & de Troupes, & le conduifirent dans la ville. Il y entra à cheval par la porte St. Jacques, ayant devant lui à fa droite, le Comte Palatin du Rhin, à fa gauche le Marquis de Brandebourg, & entre eux l'Archevêque de Tréves. Le Maréchal héréditaire de l'Empire portoit l'épée nue immediatement devant l'Empereur. Derriere lui à droite étoit l'Archevêque de Cologne, à gauche celui de Mayence, puis l'Ambaffadeur de Bohême. Le Nonce du Pape, & l'Ambaffadeur d'Angleterre ne s'y trouverent pas, refufans de ceder le pas aux Electeurs. L'Empereur defcendit de cheval à l'entrée de la ville, & en prit un autre, le premier appartenant au garde de la ville. Il fut à l'Eglife de N. D. ou étant defcendu de cheval, l'Archi Maréchal de l'Eglife de Cologne s'en empara, comme lui appartenant, malgré les oppofitions que l'on vouloit y mettre.

Les Archevêques de Cologne & de Mayence introduifirent dans l'Eglife l'Empereur qui fe profterna au milieu de la nef, fous la grande couronne : on chanta le *Te Deum*, après quoi il fut prier au pied de l'autel de la Vierge, & il paſſa enſuite dans la Sacriſtie pour ſigner la capitulation de ſon élection faite en 1519.

Le lendemain tous les grands Officiers s'étant rendus à l'Egliſe, l'Empereur y vint vétu en Archiduc. Il fut reçu à la porte par les Electeurs de Mayence & de Trêves, & conduit devant l'Autel de N. D. on lui fit l'onction & ſes Chapelains l'eſſuyerent dans la Sacriſtie ou S. M. dépoſa ſon manteau de drap d'or pour ſe revetir de la Dalmatique, des Brodequins, & des ornemens de Charlemagne. Il revint ainſi habillé juſqu'au pied de l'Autel, ou l'Archevêque de Cologne lui préſenta l'épée nue qu'il remit lui-même dans le fourreau, qui étoit à ſa ceinture. L'Archevêque de Cologne lui mit l'anneau au doigt, la toiſon d'or au col, & le couvrit du manteau de Charlemagne. Il lui préſenta le Sceptre, & le Globe. Les trois Archevêques Electeurs lui mirent enſemble la couronne d'or ſur la tête. Charles quint monta alors à la tribune, & après qu'on eut lu à haute voix l'acte de ſon élection, & de ſon couronnement, on le mit en poſſeſſion du Trône de Charlemagne dont je vous ai parlé. L'Empereur s'y aſſit : l'Archevêque de Mayence le complimenta, & S. M. I. créa des chevaliers, des Barons & des Comtes, en les frapant avec l'épée de Charlemagne. Enſuite il retourna à ſon prie Dieu, ou il fut reçu chanoine de l'Egliſe d'Aix, & préta en cette qualité le ſerment accoutumé en ces termes.

Nos N. Divinâ favente Clementiâ Roma-
norum Rex, Ecclefiæ noftræ Beatæ Mariæ
Aquis granenfis canonicus, promittimus; &
ad hæc Sancta Dei Evangelia juramus ei-
dem Ecclefiæ fidelitatem, & quod ipfam jura,
bona & perfonas ejufdem ab injuriis & vio-
lentiis deffenfabimus, & faciemus deffenfari,
ejufque privilegia omnia & fingula, & con-
fuetudines ratificamus, approbamus, & de
novo confirmamus.

Après quoi l'Empereur fit les préfens ordinaires.

La cérémonie étant finie, S. M. I. fe ren-
dit au feftin dans la falle de la maifon de
ville. Le Margrave de Brandebourg lui pré-
fenta à laver, & le comte Palatin la ferviette.
La table de l'Empereur étoit élevée de fept
dégrés au-deffus du plancher, & celle de chaque Electeur d'un feu!, toutes dans la même
falle. A droite de l'Empereur il y avoit neuf
tables. 1 Pour l'Electeur de Cologne : 2.
Pour le Roi de Bohême : 3 Pour le Duc de
Saxe : 4 Pour le Duc Otton de Baviere, &
les Evèques de Worms & de Ratisbonne : 5
Pour les Confeillers de l'Empereur. 6 Pour les
Députés d'Aix : 7 Pour ceux de Nuremberg.
Les deux autres étoient vuides. A la gauche
il y avoit cinq tables. 1 pour l'Archevè-
que de Mayence. 2 Le comte Palatin du
Rhin. 3 Le Margrave de Brandebourg. 4 Les
Ducs de Brunfwick & de Julliers. 5 Les Députés de Cologne. La table de l'Archevêque
de Trêves étoit placée entre celles des Archevêques de Cologne & de Mayence.

Telle étoit en abregé, M., la forme du couronnement, lorfque cette cérémonie fe faifoit à Aix-la-Chapelle. Ferdinand premier frere de Charles quint eft le dernier qui y ait été couronné en 1531. Maximilien deux fon fils le fut à Francfort en 1564; & depuis, la ville d'Aix n'a plus joui de cette prérogative. La préfence de fes Députés & les ornemens qui font gardés dans l'Eglife d'Aix, font cependant néceffaires. Voici le cérémonial qui s'obferve à leur égard. Je prendrai pour exemple le couronnement de Jofeph deux en 1764.

L'Empereur François premier vivoit encore : les Electeurs ayant refolus, de fon confentement d'élire un Roi des Romains envoyerent leurs Ambaffadeurs à Francfort pour faire cette élection, & il fut décidé que Jofeph feroit couronné dans la même ville. Ils en donnerent avis à l'Eglife & au Magiftrat d'Aix par les deux lettres fuivantes : (*extrait du journal de l'élection d'un Roi des Romains, page 65.*)

 Aux honorables les Prévôt, Doyen, & Chapitre de l'Eglife Impériale & Collegiale d'Aix-la-Chapelle, nos fpécialement amés, devoués, & bons amis. A Aix-la-Chapelle.

Nous Ambaffadeurs & Envoyés Electoraux de Mayence, de Trèves, de Cologne, de Bohême, de Baviere, de Saxe, de Brandebourg, de Palatinat & de Brunfwick à nos honorables, devoués, fpécialement amés & bons amis; falut.

Le fuprême College Electoral s'étant affemblé à Francfort, & ayant jugé néceffaire d'af-

furer la durée de la profpérité du St. Empire
Romain, par l'élection d'un Roi des Romains
il y procédera le 27 du mois de Mars courant. Le couronnement qui s'enfuivra dans
cette ville de Francfort ne préjudiciera en
rien ni pour le préfent ni pour l'avenir à
vos droits, ni à ceux du fiege Royal d'Aix-
la-Chapelle, comme étant le lieu, ou félon
l'ancien ufage obfervé, le couronnement doit
fe faire : mais des raifons particulieres ont déterminé pour cette fois feulement à le faire
ici : c'eft dequoi nous offrons de vous donner
les affurances les plus pofitives.

Nous vous requerons donc, & vous enjoi-
gnons amicalement d'envoyer fans delai quel-
ques-uns de votre corps pour affifter à cette
cérémonie, ou vos Députés auront une place
convenable qui vous appartient fuivant la
coutume & l'ufage conftans. Nous attendons
que vous ferés apporter avec vous les ornemens que vous avés en votre poffeffion ; &
qui font néceffaires à cette cérémonie ; fpécialement l'épée de St. Charles premier, & autres. Quoi faifant vous fuivrés les ordres de
S. M. I. & vous vous conformerés à nos intentions & bonne volonté. Francfort le 12
Mars 1764 étoit figné.

*Frederic Charles Baron d'Erfthal premier
    Envoyé Electoral de Mayence.*
*Antoine Comte de Hohenzolleren premier
    Envoyé Electoral de Cologne.*
*Jofeph Comte de Baumgartem Fraunftein
    premier Emvoyé Electoral de Baviere*
*Eric Chriftophe Edler Baron de Plothow
    premier Envoyé Electoral de Brandebourg.*

Jean Clamer Auguste von dem Busche premier Envoyé Electoral de Brunswick Lunebourg.

Charles Baron de Breidbach premier Envoyé Electoral de Trêves.

Nicolas Prince Estherazy premier Envoyé Electoral de Bohême.

Charles Auguste Comte de Rex premier Envoyé Electoral de Saxe.

Pierre Emmanuel Baron de Zedwitz premier Envoyé Electoral Palatin.

Et étoient apposés les neuf cachets des envoyés en Cire d'Espagne.

Le Magistrat de la Ville reçeut aussi une lettre d'invitation en ces tecmes :

Aux honorables nos amés & spéciaux les Bourguemaîtres, Echevins & Senat du siege Royal & ville d'Aix-la-Chapelle.

Nous Ambassadeurs & Envoyés en la présente assemblée d'Election : honorables, amés, spéciaux & bons amis.

Vous êtes instruits des fortes raisons qui ont décidé le suprême College Electoral à s'assembler dans la ville de Francfort, pour pourvoir aux besoins, intérêts & conservation du Saint Empire Romain, par l'élection d'un Roi des Romains. Le jour de cette élection est fixé au 27 du mois courant. Nous avons adressés pour le couronnement nos lettres au Chapitre d'Aix-la-Chapelle, pour qu'il envoye ici à temps les ornemens qu'il a en sa garde, & qui font nécessaires au couronnement, & que ses Députés les apportent ici sans que cela tire à conséquence pour l'avenir. Nous vous faifons également la préfente, pour qu'avec les mêmes, vous envoyés fuivant l'ufage quelqu'un de votre corps au jour indiqué, pour la confervation de vos intérêts. Nous demeurons vos bien affectionnés. Francfort le 12 Mars 1764. Signés les mêmes que deffus.

Ces dépêches furent adreffées par la pofte ordinaire.

Les Députés étant partis, & ayant reçus le vin d'honneur dans tous les lieux de leur paffage, arriverent à Francfort au quartier qui leur avoit été marqué. Le jour de la cérémonie, ils fe rendirent à l'Eglife de Saint Barthelemi, & pafferent dans la Salle d'élection, ou ils prierent l'Electeur de Mayence de leur accorder les reverfales de *non præjudicando*, & le Baron de Foerfter les remit au Doyen & au Magiftrat. Delà les Députés rentrerent dans l'Eglife avec les ornemens Impériaux. Ils mirent la chaffe de St. Etienne avec le livre d'Evangiles fur le grand Autel à droite, & l'épée de Charlemagne fur un carreau de velours pofé fur une table vis-à-vis du Trône Impérial, & ils affifterent à la cérémonie ayant leur rang entre le Trône & cette table. Après le couronnement, l'Empereur preta le ferment de chanoine de la Bafilique d'Aix; & les Députés reçurent les préfens ordinaires qui confiftent pour chacun en une chaine & une médaille d'or ou eft le portrait du Roi des Romains, du poids d'environ quatorze onces; on paye de plus trois cent florins pour le rachat du cheval que montoit le Prince; cinquante fix florins d'or pour fa reception de chanoine, & trois foudres de vin, dont deux pour le Chapitre de N. D. & un pour le Chapitre de St. Adalbert. Enfin on remet au Chapitre environ 3600 florins d'Allemagne pour le rachapt du manteau, des tapis & couffins de velours &c.

La cérémonie achevée, les Députés du Magiftrat fe rendirent à la Salle du feftin. Ceux d'Aix eurent la premiere place, enfuite ceux de Nuremberg, & après eux ceux de Francfort. Les Députés de la ville de Cologne étoient venus à Francfort, mais comme on les prévint que l'Empereur defiroit que des difputes de préféance ne troublaffent pas la fête, ils ne parurent ni à l'Eglife ni au feftin. Vous favés, M. que depuis la dictte de Worms en 1475 il y a toujours eu des difputes pour la préféance entre la ville d'Aix & celle de Cologne. Dans cette diette de Worms, le Député de Cologne préfida aux villes libres, & celui de Ratisbonne aux villes Impériales. Le Député d'Aix-la-Chapelle ayant difputé le pas à la ville de Cologne, tout le corps des villes libres le fomma de conftater par des preuves autentiques, qu'il avoit le droit de fieger parmi elles, & que fa petite République n'étoit pas une ville nuement Impériale. Cette conteftation dure encore. Le Député de Cologne à le pas dans les diettes, & celui d'Aix protefte à chaque occafion. (*V. droit public d'Allemagne par Pfeffel.*)

Les Députés de l'Eglife d'Aix font toujours défrayés en allant & en revenant ainfi que pendant leur féjour dans le lieu du couronnement. Ils ne fe trouvent pas au feftin.

Je termine cette lettre par les affurances d'un attachement inviolable.

LETTRE VI.

Maifon de Ville.

Aix-la-Chapelle ce 12 Mai 1784.

Vous me demandés, M. s'il y a dans **Aix** beaucoup de bâtimens publics. Après la grande Eglife, je ne connois que la maifon de ville de confidérable. Elle eft fituée fur une place affés grande, & très bien pavée. Il feroit à defirer que le Magiftrat qui a beaucoup de grès dans les environs de la ville, en employât de la même efpèce pour faire paver les rues qui n'ont que de petits pavés pointus fur lefquels on marche difficilement.

En face de la maifon de ville eft une fontaine d'eau froide bâtie en 1353 qui eft à l'ufage du public. Elle eft formée par un baffin de cuivre, d'environ dix pieds de diamêtre, & trente de circonférence, au milieu duquel s'éleve un piedeftal fur lequel eft pofée la ftatue de Charlemagne en cuivre doré. Du piedeftal fortent quatre gros tuyaux, par ou l'eau jaillit continuellement, & tombe dans un baffin de pierre, d'ou paffant par des canaux fouterreins, elle va arrofer les parties plus déclives de la ville.

A coté de la fontaine, à la gauche de Charlemagne, eft une petite colonne avec une infcription contre la mémoire d'un Bourguemaître de la ville, & fon effigie. Il y eft repréfenté nud fur un échaffaud, couché fur un banc, la tête coupée & jettée par terre. On y voit le bourreau occupé à mettre fon corps en quartiers, pour les placer fur les portes de la ville. Voici l'infcription :

Sic pereant qui hanc Rempublicam & fedem Regalem, fpretis facræ Cæfareæ Majeftatis edictis, evertere moliuntur, & ad damnandam memoriam Joannis Kalckberner, in ultimo tumultu anno 1611. hic excitato, inter perduelles antefignani, columna hæc ex decreto DD. fubdelegatorum Sacræ Cæfareæ Majeftatis erigi juffa, 3 Nonas Decembris Anno 1616.

C'eft-à-dire ; ainfi periffent tous ceux qui au mépris des édits de S. M. I. s'aviferoient de machiner quelques intrigues pour détruire cette République & ce fiege Royal. Cette colonne a été érigée par un decret des Commiffaires de S. M. I. le trois Decembre 1616, pour fiétrir à jamais la mémoire de Jean Kalckberner qui fut chef des rébelles dans le tumulte qui arriva en 1611.

Ce Bourguemaître dans les guerres de Religion de ce temps-là, étoit Proteftant. Il croyoit devoir jouir pour lui & ceux de fa communion, des privileges accordés en Allemagne aux Réformés : mais des intrigues particulieres à la Cour de l'Empereur déciderent ce Prince à les chaffer de la ville d'Aix. Kalckberner étoit à leur tête. Il fe fauva auprès du Prince d'Orange, & mourut peu-après : mais les Commiffaires de l'Empereur le firent exécuter ici en effigie. C'eft pour célébrer cette expulfion des Proteftans, que l'on promene Charlemagne le premier Septembre de chaque année. Depuis ce temps-la, l'exercice de la Religion Romaine a été le feul permis à Aix.

La Maifon de Ville eft un bâtiment ancien & affés vafte. L'architecture en eft agréable. On y entre par un perron élevé de plusieurs dégrés. Le vestibule est grand & conduit à différentes salles, telle que celle des Bourguemaîtres, des Echevins, du Conseil, de la taille &c. Je vous entens, M, me dire & la Salle de la Police ! mais malgré l'extrême besoin, il n'est pas encore ici de Sartine, de Fabry..... Quant au ressort de chaque jurisdicton, je vous en ferai le détail en parlant de l'administration, si pour me servir des termes de M. Meyer, les Archives de la ville sont aussi accessibles que celles de Messieurs du Chapitre de N. D. qui ont bien voulu me les ouvrir, & me donner toutes les lumieres que j'ai désiré sur leur Eglise.

La Maison de Ville est terminée par deux tours. Au haut de l'une est l'horloge ; l'autre qui est en briques porte le nom de Tour de Granus. Cette tour étoit vraisemblablement l'endroit ou se retiroient les habitans avec leur mobilier, lorsqu'ils craignoient quelque incursion de la part de leurs ennemis. Il y a cent vingt marches assés hautes du bas de la Tour, jusqu'à l'endroit ou finit le bâtiment que l'on attribue aux Romains. Le surplus de l'élevation qui est d'une douzaine de marches, & qui soutient la charpente est en briques, & beaucoup plus moderne. Il y a de distances en distances sur les Escaliers des barres de fer qui en traversent la largeur, & que l'on peut fermer avec des cadenats. Elles étoient placées dans ces endroits pour arrêter l'ennemi, en cas d'attaque. Ceux qui connoissent la maniere de bâtir des Romains & des Goths jugeront de l'ancienneté de cette tour.

Au premier étage de la Maison de ville est une très grande Salle. Il y a un tableau qui représente le congrès de 1748. Dans cette Salle sont les portraits de quelques plénipotentiaires. Les armes de la ville sont placees dans les ornemens de cette vaste piece. Elles sont d'argent à un Aigle éployé de sable membré, onglé, & couronné d'or. A une des extrémités de cette piece, en est une autre ou s'assemblent les Magistrats, & au bout est la Chapelle. Cette feconde Salle ne faifoit qu'une avec la premiere , dans le temps que les Empereurs fe faifoient couronner à Aix-la-Chapelle. C'étoit la Salle du feftin. On prétend que fur l'emplacement de la maifon de ville, étoit une des façades du Palais ou Charlemagne tenoit fa Cour. La feconde façade renfermoit les Bains, appellés encore aujourd'hui Bains de l'Empereur. Dans la troifieme fe trouvoit l'Eglife de N. D. qui étoit la Chapelle de Charlemagne , & la quatrieme donnoit fur une rue qui conferve même actuellement le nom de Rue de la Cour. La Salle de la Comédie tient à la maifon de ville.

J'ai l'honneur d'être &c.

LETTRE VII.

Des Eaux minerales en général, & de leur analife.

Aix la Chapelle ce 30 Mai 1784.

Il eft temps, M. de vous entretenir des eaux & des Bains de cette ville ; vous défirés qu'avant de le faire, je vous donne une idée fuccincte des eaux minérales en général & de la façon de faire leur analife.

La mer eft le dépôt de toutes les eaux Sortant de ce vafte réfervoir, elles ne font pas potables. Elles font trop chargées de bitumes & de fels. L'eau plus volatile que les fubftances qu'elle tient en diffolution s'évapore par l'action même d'un feu moderé. Le foleil attire l'eau en vapeurs : l'air la diffout : les vents la tranfportent çà & la. Sufpendue dans l'air , le froid la condenfe ; elle forme des nuages. Ils tombent fur la terre en grêle, en

pluie & en neige. L'eau fertilife la partie fêche du globe : elle roule fur fa furface en
rivieres, en fleuves &c. Elle forme dans fon
interieur des courans, des fontaines & des
fources, & retourne enfuite fe perdre dans la
mer.

La terre eft donc le recipient qui altere
les eaux d'une infinité de manieres. Ce fluide
diffout plus ou moins prefque tous les corps
de la nature qu'il rencontre dans fon cours.
Ces matieres parfaitement diffoutes alterent
la pureté de l'eau fans lui ôter fa tranfparen-
ce. Si cet élément contient peu de ces fubftances, l'eau eft potable & propre à la coc-
tion des alimens. Tel eft l'état des rivieres &
de beaucoup de fontaines. Si elle rencontre
dans fon cours quelques veines de matiere
minérale qu'elle puiffe diffoudre, elle s'en
charge d'une certaine portion. Elle en ac-
quiert le goût, la couleur, & l'odeur :
elle forme alors une eau minérale. L'intérieur de la terre renferme des mineraux de
toute efpèce, & dans toutes fortes d'états de
décompofition. Il ne contient pas moins de
matieres falines. C'eft du fel marin, du vitriol, des infufions de corps organifés qui pé-
riffent à fa furface. La nature combine à l'aide de l'eau toutes ces fubftances d'une infinité de manieres. Dela le nombre infini
d'eaux minérales qu'il doit y avoir, & la variété de leurs qualités.

Il y a des eaux minerales plus chaudes que
la température du lieu ou elles font fituées.
Celles qui fans être minérales font chaudes,
fe nomment Thermales. Celles qui contien-

nent des particules de minéraux se nomment Eaux minérales Thermales. Il y en a dont la chaleur est égale à celle de l'eau bouillante, & d'autres dont le dégré de chaleur varie.

Quelle est la cause de cette chaleur? Il y a beaucoup d'hyppotèses, mais point de démonstration. Les uns regardent cet effet comme le produit d'un feu central qui étend ses influences presque jusqu'à la surface de la terre : d'autres croyent que la chaleur de l'eau vient de son frottement sur les minéraux, ainsi que l'on voit deux morceaux de bois prendre feu, en les frottant pendant quelque temps l'un sur l'autre. Blondel regarde la chaleur des fontaines comme le produit d'un acide répandu dans toute la nature, & du choc & de l'effervescence des divers minéraux qui se rencontrent sous terre , & qui par le mélange des acides & des alkalis forment une fermentation qui produit la chaleur. Cet acide se tire du soufre , du vitriol &c.

Rouelle & Baumé l'attribuent à des feux souterreins dans le voisinage desquels les eaux passent, ils supposent qu'il y a dans l'intérieur de la terre beaucoup d'endroits, ou les matieres combustibles enflamées, qui ne contiennent rien qui les oblige à produire des explosions, brulent en stagnation, & peuvent échauffer l'eau qui passe dans leur voisinage.

Un Auteur plus galant à donné en vers une raison moins phisique de la chaleur des eaux d'Aix-la-Chapelle. La voici :

Dans les chroniques de Cythere
On lit que Cupidon un jour

Echappé des bras de sa mere ,
Vint voltiger en ce séjour.
Il y pourfuivoit une belle :
C'étoit la Nymphe de ces lieux.
Cette Nayade , à ses attraits rébelle ,
Fuit fous fes froides eaux , fe dérobe à fes yeux.
Mais malheur à cette fontaine
L'amour y plonge un trait ardent :
Et d'un œil dépité ce Dieu la regardant ,
Tu bruleras , dit-il , ma vengeance eft certaine.
La fontaine auffitôt fe couvre de vapeurs :
A gros bouillons elle s'agite ;
Et l'amour qui voit fes ardeurs
Eclate de rire , & la quitte.
Sa conftante chaleur dure depuis ce jour
Et quiconque encore ôfe faire
De fes eaux l'effai téméraire
Eprouvé en s'y l'avant le pouvoir de l'amour.

Il y a des eaux minérales froides , c'eft-à-
dire qui font plus froides que la température
de l'atmofphere ou elles fe trouvent. On croit
que la caufe de ce phénomène , eft que ces
eaux paffent dans le voifinage de quelque
mine de fel , diffoute par un autre courant
d'eaux. Le dégré de froid qui réfulte de cette
diffolution fe communique dans les terres , &
réfroidit le courant d'eau qui paffe à fa
proximité.

Les matieres métalliques qu'on trouve le
plus communement dans les eaux minérales
font le fer & le cuivre. Les fels métalliques
qui s'y rencontrent , font le vitriol de Mars,
quelques fois l'acide marin uni au feu , ra-

rement l'acide nitreux. Les acides minéraux ne font jamais libres & purs dans les eaux minérales. Ils font toujours combinés avec des matieres métalliques, ou avec des matieres terreufes, ou avec des fels alkalis. Il y a pourtant des eaux minérales dont les acides ne font pas parfaitement faturés, & qui ont une faveur acidule On les nomme eaux minérales acidules.

Les matieres terreufes font fous deux états dans les eaux minérales : pures & diffoutes dans l'eau fans intermedes, ou combinées avec les acides minéraux. La terre des eaux minérales eft ordinairement argilleufe ou calcaire. Elle eft fouvent combinée avec l'acide vitriolique, & forme de l'alun & de la félénite. Quelques fois les matieres terreufes font auffi unies à l'acide marin, & forment des fels marins à bafe terreufe. On trouve auffi dans ces eaux minérales des fels minéraux à bafe d'alkali fixe, tels que le fel de Glauber, le tartre vitriolé, le fel fébrifuge de fylvius, & prefque jamais le nitre. Ces eaux à la faveur de l'alkali tiennent des matieres huileufes en diffolution. Elles font favonneufes, & mouffent comme l'eau de favon. On les nomme eaux minérales favonneufes.

Le foufre eft encore un des principes des eaux minérales; mais il n'eft pas dans l'état de foufre. Certaines eaux minérales contiennent un principe volatil qui paroit fpiritueux. On nomme ce principe gas, ou gros Silveftre, & eaux minérales fpiritueufes, celles qui en font empreintes.

Paffons actuellement à la maniere de faire

l'analife des eaux. Chacun par les moyens que je vais indiquer fera à même d'en faire la vérification. On ne fauroit trop apporter de foins & d'attention fcrupuleufe pour faire l'analife des eaux minérales. Elles font tellement combinées avec differens principes, qu'il eft très difficile de les féparer. Souvent une analife faite il y a vingt ans ne s'accorde pas avec celle qu'on fait aujourd'hui. La promiere a été bien faite : mais il peut-être furvenu des variations dans la proportion des fubftances qui compofent ces eaux. Un courant d'eau voifin fe joint à la fource des eaux minérales, les principes font dénaturés; leur proportion change; de nouvelles combinaifons fe forment. Quelques fois la fechereffe ou la pluye les alterent; c'eft pour cela qu'il faut répéter de temps en temps l'analife des eaux, pour connoitre les changemens qui peuvent y furvenir.

Lorfque l'on veut procéder à l'analife d'une eau minérale, on décrit le lieu de fa fource, fi elle eft en plaine, ou au bas d'une montagne : fa direction : fi elle eft abondante; fi elle coule toujours : fi elle eft fumante, fi elle laiffe échapper quelque odeur; fi elle forme des incruftations. On plonge enfuite un thermomètre dans le baffin de cette eau pour reconnoitre fa température à la fource même. On expofe un femblable thermomètre à l'air près de la fource. On note la différence. On examine fi l'eau dans fa route laiffe quelque dépôt. On voit fi l'eau qui féjourne dans des bouteilles bouchées & non bouchées change de faveur & de couleur : fi elle forme quelque dépôt. Enfuite on met dans plufieurs verres quelques onces de cette eau minérale, & l'on colle de numeros fur la patte de chacuns pour les reconnoitre. On ajoute dans chaque verre une des fubftances dont je vais parler. On met dans un verre des morceaux de noix de galle, & on les y laiffe jufqu'à ce qu'ils foient gonflés, & précipités au fond de l'eau. Elle fert à découvrir la préfence du fer dans les eaux minérales. Elle développe une couleur purpurine, violette ou tirant fur le noir qu'elle communique à l'eau; mais elle n'apprend pas dans quel état le fer s'y trouve. L'Alkali Pruffien découvre auffi la préfence du fer dans les eaux minérales par le bleu de Pruffe qu'il forme fur le champ. Cet Alkali faturé indique auffi fi l'eau minérale contient d'autres fubftances métalliques, par la propriété qu'il à de les féparer & de les précipiter prefque toutes, & de ne pas décompofer les fels à bafe terreufe.

Le fyrop de violette que l'on étend dans de l'eau diftillée avant de le meler avec l'eau minérale fait connoitre fi cette eau eft de nature acide, ou Alkaline. Lorfque la couleur devient rouge, il y a de l'acide dans l'eau: fi elle fe change en verd, il y a de l'Alkali : mais les eaux minérales ou il y a un peu de fer, ou de terre libre changent auffi en verd la couleur de ce fyrop.

La teinture de tournefol eft beaucoup plus fenfible aux acides que le fyrop de violettes. Cette teinture rougit fur le champ, lorfque l'eau minérale contient de l'acide libre. Elle prend une couleur feuille morte un inftant après, lorsque cet acide est sulphureux volatil. Elle devient plus ou moins cramoisie, lorsque l'acide n'est pas tout-à-fait libre dans l'eau minérale. La teinture de tournesol ne change pas de couleur, quand l'eau minérale est Alkaline.

L'Alkali fixe décompose tous les sels métalliques, & tous ceux à base terreuse qui sont contenus dans les eaux minérales. Il occasionne sur le champ un précipité plus ou moins abondant. On sépare le precipité en le filtrant : on le lave, on fait évaporer la liqueur afin d'obtenir par la cristallisation les différens sels qu'elle peut fournir. On examine ces sels pour déterminer leur nature, & l'on reconnoit les acides qui formoient les sels neutres que l'Alkali a décomposés.

Les cristaux de soude servent au même usage que l'Alkali fixe végétal. Souvent un sel formé dans une eau minérale par de l'Alkali végétal est deliquescent. On le reconnoit difficilement. Il devient plus reconnoissable par l'Alkali marin. En variant les expériences, elles se servent reciproquement de preuves. L'esprit volatil de sel ammoniac sert au même usage que les deux substances précédentes. Il a de plus la propriété de faire connoitre le cuivre dans les eaux minérales, par une couleur verte ou bleue qu'il developpe en dissolvant le cuivre.

Le vinaigre distillé melé dans l'eau minérale, fait connoitre si elle est Alkaline par l'effervescence qu'il cause. Il indique le soufre qui peut s'y trouver dans l'état de foye de soufre, parce qu'il developpe une odeur d'œufs

couvis. Il a de plus la propriété de ne diffoudre que les terres calcaires, fans toucher
aux terres argilleufes.

Les trois acides minéraux (l'acide marin,
l'acide nitreux, & l'acide vitriolique) mélés
chacun féparément avec les eaux, n'indiquent
rien de plus que le vinaigre diftillé : mais
comme ils ont plus d'action que celui-ci, fur
les matieres qu'on leur préfente, ils fervent
avec avantage pour féparer fucceffivement
les autres fubftances qui fe trouvent dans les
précipités.

L'eau de chaux melée avec de l'eau minérale fait connoitre fi elle contient de l'alun,
ou une félénite vitrifiable. Il fe fait auffitôt
un précipité blanc, parce qu'elle décompofe
ces fels, & non la félénité calcaire : mais elle
a l'inconvenient de précipiter auffi une partie des fubftances métalliques, & de fournir
elle même de fa terre. Néanmoins on juge
par la couleur du précipité, s'il eft plus ter-
reux que métallique. Dans le premier cas,
il eft très blanc : dans le fecond il eft plus
ou moins coloré, fuivant le métal contenu
dans l'eau.

Le vinaigre de faturne dans ces eaux, fait
découvrir fi elles contiennent quelques matieres phlogiftiques, ou fulfureufes. Si elles
contiennent de l'une & de l'autre fubftance,
le précipité qui fe forme à plus ou moins de
couleur. Il eft blanc, fi l'eau minérale ne
contient pas de matiere inflammable.

La diffolution de nitre lunaire fert ainfi que
le vinaigre de faturne a découvrir fi l'eau minérale contient quelque principe phlogiftique,

ou fulfureux. Si elle en eſt chargée, le précipité eſt noir. S'il n'y en a pas, il eſt blanc;
mais dans l'un & l'autre cas, il eſt caillebotté, s'il eſt formé par de l'acide marin. Il eſt
pulvérulent, lorſque l'eau minérale contient
quelque ſels vitrioliques. On connoit encore
la préſence d'une matiere ſulfureuſe, en plon-
geant une lame d'argent dans l'eau, & l'y
laiſſant ſéjourner pendant quelque temps. Elle
ſe phlogiſtique, & prend plus ou moins de
couleur.

La diſſolution de Mercure par l'acide nitreux fait connoitre l'acide marin & l'acide
vitriolique. Lorſque l'eau eſt chargée de quelques ſels, qui contiennent de l'acide marin,
le précipité eſt blanc un peu caillebotté. Il
reſte ſous cette couleur. Si elle eſt chargée
d'acide vitriolique, le précipité eſt ſouvent
blanc d'abord, mais il devient jaune peu de
temps après, & il eſt toujours pulverulent. Si
elle contient des matieres phlogiſtiques ou
ſulfureuſes, l'un & l'autre précipité tirent ſur
le noir. Si l'eau minérale eſt Alkaline, le
précipité eſt rouge briqueté.

Les eaux minérales contiennent rarement
de l'Alkali volatil, ou du ſel ammoniac. On
en decouvre la préſence par la diſſolution du
vitriol de cuivre. Si l'on en verſe quelques
gouttes dans l'eau, le mélange devient plus
ou moins bleu. L'eſprit de vin très rectifié,
fait précipiter ſur le champ la ſélénité. Le
ſavon blanc décide la qualité de l'eau ordinaire. Elle eſt ſalubre, ſi elle le diſſout bien :
les eaux ſéléniteuſes décompoſent le Savon, &
le reduiſent en grumeaux.

Lorsqu'on a fait ces mélanges dans des verres, on les conferve pendant vingt quatre heures. On obferve de temps en temps les changemens qui furviennent, & on en tient note. Il n'eft pas néceffaire de faire fur la même eau toutes les expériences que je viens d'indiquer. Les principales fuffifent, à moins que l'on ne s'apperçoive que l'eau fe refufe à la décompofition. Pour lors on varie les effais. On procede enfuite à l'examen des fubftances.. .... Mais ce détail me conduiroit à des opérations de Chymie trop longues & peut-être trop faftidieufes dans une lettre. Demain je vous parlerai des eaux d'Aix-la-Chapelle en particulier. *Vale & ama.*

LETTRE VIII.

Sur les Eaux d'Aix la-Chapelle, & les Bains.

Ce 1er. Juin 1784.

Nous avons, M. dans cette ville cinq four-ces d'eaux chaudes ; favoir les bains de l'Em-pereur, ceux de St. Quirin, & de St. Corneil-le : une fur le Compusbadt qui fournit la fon-taine ou l'on boit, & le bain des pauvres, & une fur le Buchell qui donne l'eau au bain neuf. Elles coulent toujours & font extrême-ment abondantes. Elles font renfermées dans des puits en pierre. La plus confidérable eft celle des bains de l'Empereur. Elle fort de terre à l'eft de l'hôtel de la ville. Le puits eft vouté, & exactement fermé. Le Magiftrat en garde les clefs. On ne l'ouvre qu'en préfence du Bourguemaître & du Confeil. On en tire le foufre fublimé que ces eaux exhalent, & qui s'attache en très grande quantité à la couverture & aux parois du puits. La couleur de l'eau de la fontaine eft claire au premier coup d'œil, mais expofée quelque temps à l'air, elle devient trouble & laiteufe: elle perd fon odeur; & elle dépofe une fubftance terreufe d'un jaune pâle. Il fe forme fur fa fuperficie une pellicule graiffeufe & cendrée de nature calcaire. Réchauffés là; vous lui rendrés pour une fois feulement fa limpité & fon odeur. Lorfqu'on en boit pour la premiere fois, le goût d'œufs couvis peut occafionner des naufées & des vomiffemens : mais le palais s'y accoutume, & l'on en trouve l'ufage moins défagréable.

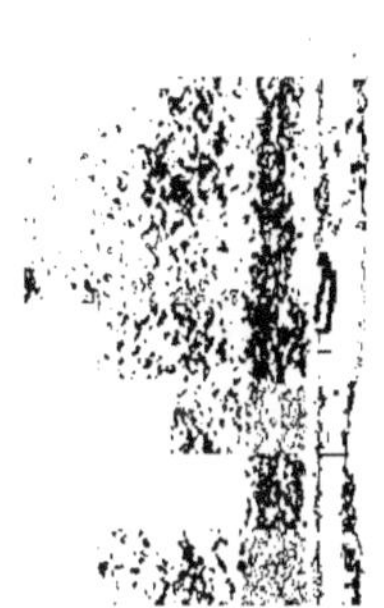

Sa chaleur à la fource eft fi grande que l'on ne peut y tenir la main. Claude Lucas dit qu'à la grande fontaine, fa chaleur eft à celle de l'atmofphere comme 128 à 88 du thermométre de Farenheit. Il prétend même qu'elle eft plus forte dans les canaux ou l'air extérieur n'a pas pénétré. Selon lui le mercure à monté à la fuperficie de la grande fontaine à 128 dégrés : aux bains de l'Empereur, à 136 : aux bains neufs à 134, à la fource entre le petit bain, & le bain de St. Quirin à 120. Le thermométre expofé aux vapeurs de cette eau à donné aux bains de l'Empereur 128 dégrés: aux bains neufs 120 : au petit bain 116.

M. le Soinne Médecin d'Aix diftingue les fources en fupérieures & inférieures. Il appelle fupérieures celles des bains de l'Empereur

& de St. Quirin, & inférieures celles qui sont
sur le Compusbadt. Les supérieures lui ont
donné 127 dégrés de chalenr, & les inférieures 112 au thermomètre de Farenheit. Ses
observations sont de l'année 1781.

Claude Lucas a aussi examiné la pésanteur
des eaux de la ville tant chaudes que réfroidies, dans une bouteille qui remplie d'eau
froide distillée pesoit cinq onces, deux scru-
pules, trois grains. Il la soumit à la plus
exacte balance. Le résultat fut :

	Onces	scrupules	grains.
L'eau chaude dans le bain de l'Empereur pesoit -	5	- 1	- 17
Refroidie -	5	- 2	- 8
Chaude dans le bain neuf	5	- 1	- 17
Réfroidie -	5	- 2	- 8
Chaude dans le petit bain	5	- 1	- 18
Réfroidie -	5	- 2	- 8
Chaude dans le bain de St. Quirin - -	5	- 1	- 19
Réfroidie -	5	- 2	- 6
Chaude dans le bain de St. Corneille -	5	- 1	- 19
Réfroidie -	5	- 2	- 6
Chaude dans le bain de St. Charles -	5	- 2	- 0
Réfroidie -	5	- 2	- 5½
Chaude dans le bain de la Rose - -	5	- 2	- 1
Réfroidie -	5	- 2	- 6
Chaude à la fontaine -	5	- 2	- 2
Refroidie -	5	- 2	- ?

M. Solders Médecin à Aix assure avoir re-
peté cette expérience en 1781, & avoir trouvé, à très peu de chose près, le même résul-

tat : mais il ne dit pas cette différence. Je l'aurois cherché, fi j'avois pu avoir la liberté de l'ouverture des puits.

En faifant les expériences fur l'analife des eaux avec les fubftances que j'ai indiqué plus haut, mon réfultat à été qu'elles font compo-fées d'acide vitriolique, de phlogiftique, de fer, de fel marin, de fel Alkali, de terre cal-caire, & d'air fixe : mais en quelle proportion eft chacune de ces fubftances : c'eft ce que quelques perfonnes ont déterminé; mais mes réfultats n'ont pas été les mêmes. Peut-être me fuis-je trompé. Ce que je dirai feulement, c'eft que le foufre n'eft pas uni en nature aux eaux minérales. Si l'on trouve du fou-fre aux parois des puits, c'eft que l'acide vitriolique & le phlogiftique s'uniffent lorfque leurs parties conftituantes fe volatilifent au-deffus des eaux, & ils forment le foufre par cette union : car il eft prouvé en Chymie que l'eau n'a aucune action fur le foufre, & n'en peut contenir aucune partie en diffolution. L'acide vitriolique à la plus grande affinité avec l'eau ; mais en fe combinant avec le phlo-giftique dans l'état de foufre, il perd entiere-ment cette propriété. C'eft un phénoméne fin-gulier, mais dont il eft difficile de rendre raifon.

M. le Drou Médecin de Spa a donné un ouvrage fur les eaux d'Aix-la-Chapelle, inti-tulé : Démonftration méchanique des effets des eaux chaudes d'Aix-la-Chapelle, dedié aux Magiftrats de cette ville. Voici ce qu'il dit : avoir une connoiffance jufte & adéquate de tous les minéraux & métaux qui font con-centrés dans les eaux Thermales d'Aix, eft

une chofe que je regarde comme impoſſible.
Ce n'eſt pas une ſource, ou il n'y ait que
deux ou trois ſortes de minéraux & de métaux : mais c'eſt une confuſion de minéraux,
de métaux, de ſels & d'eſprits, dont on ne
peut diſtinguer la quantité entiere. Je n'ai
pas fait, dit-il, une fois, deux fois l'analiſe
de ces eaux, mais bon nombre de fois, & cela dans diverſes ſaiſons, & par des voyes di-
verſifiées, & j'y ai toujours trouvé quantité.
d'un ſel moyen ou neutre, ou cependant l'Alkali prédominoit ſur l'acide. Outre ce principe ſalin on y decouvre un concret vitriolique
martial, un alumineux, une terre ſalpêtreu-
ſe, de plus une confuſion de ſels qu'on à de
la peine à diſtinguer, mais ou cependant l'a-
cide ne ſe fait pas beaucoup ſentir ; mais
bien une amertume médiocre, plutôt agréable que déſagréable au goût, outre les eſprits ſulfureux, vitrioliques & ſalins, & enfin
une terre argilleuſe que Blondel regarde comme une terre primitive. Ces eaux, ajoute t'il,
ſont emetiques, purgatives, ſudorifiques, diurétiques, expectorantes, excitant le flux men-
ſtruel, ou en arrêtant l'excès, ainſi que les
hemorroïdes, cephaliques, ſtomachiques, hé-
patiques, ſplénétiques ou ouvrant les pores
de la rate, hiſteriques & tempérantes.

Voici le ſentiment de M. Lieutaud premier
Médecin du Roi de France, ſur les eaux
d'Aix-la-Chapelle. Ces eaux, dit-il, contiennent une ſi grande quantité de ſoufre, qu'elles noirciſſent l'argent, & que dans les bains
on trouve du ſoufre qui s'eſt ſublimé. On re-
commande ces eaux comme apéritives & in-

cifives. Elles font diurétiques & laxatives. On les fait prendre avec fuccès dans la cardialgie. Elles procurent du foulagement aux afthmatiques, & diffippent la fievre quarte. Elles remédient à la ftérilité, & font très propres à faire ceffer les pertes, & à empêcher leur retour. On boit de ces eaux depuis une livre jufqu'à quatre & même davantage. Les bains & les douches font d'un ufage fréquent dans la paralyfie, le tremblement, la contraction des membres, les Rhumatifmes, les tumeurs opiniâtres, les maladies de la peau &c.

Blondel qui le premier a prefcrit les eaux en boiffon; car avant lui on ne prenoit les eaux d'Aix qu'en bains : Blondel, dis-je, en tenta l'ufage en boiffon en 1658. L'effai lui réuffit très bien. Il les deffend aux enfans, & aux perfonnes décrépites : à ceux qui ont le poumon offenfé, qui crachent le fang, qui ont la fievre continue ou qui font attaqués d'une hydropifie générale & bien formée. Il les prefcrit pour calmer les chaleurs du foye, les ardeurs de la rate & des Reins, les intemperies des vifceres ; elles gueriffent les fievres intermittentes tierces & quartes même les plus invétérées. Elles arrêtent les hémorragies du nés, gueriffent les hémorroïdes, & les pertes de fang. Elles tuent les infectes & les vers dans le corps humain. Elles procurent la fécondité, abbatent les vapeurs, purifient les urines, calment les ardeurs de la veffie, en font écouler le fable, & amolliffent les pierres qui s'y forment. Elles conviennent aux hyppocondriaques, aux bilieux, aux mélancoliques. Elles fortifient les eftomachs affoiblis, éteignent les alterations continuelles, foulagent les douleurs de la goutte, des rhumatifmes, du fcorbut & de la colique. Elles font récommandées contre les écrouelles, le fquirrhe, les tumeurs, les abcès intérieurs, & les enflures des jambes. Elles font le plus grand effet dans les maladies de la peau, ou cutannées.

Lorfque les eaux d'Aix font ordonnées, on doit auffitôt que l'on arrive, s'adreffer à un Médecin. Les talens de ceux d'Aix font très connus. Ils font au nombre de quinze dans la ville. On prépare ordinairement les malades par une purgation, à laquelle on joint quelquesfois la faignée. Deux ou trois jours après on commence l'ufage des eaux. On doit les prendre vers les fix heures du matin, afin d'avoir achevé avant la trop grande chaleur du foleil. Il faut les boire à jeun, & les prendre par dégrés, pour obferver leur effet, & connoitre la capacité de fon eftomach. On peut en prendre depuis trois gobelets jufqu'à huit, fuivant l'ordonnance du Médecin. Il eft permis après chaque verre de manger de l'écorce d'Orange ou de l'anis, pour empêcher les eaux de péfer fur l'eftomach, & prévenir les naufées. On met dans les premiers verres une pincée ou deux de fel polychrefte ou de fel d'Epfom, l'orfque l'on veut aider l'action des eaux. On doit fe promener dans l'intervalle des verres, pour faciliter l'operation des eaux. On diminue par dégrés le nombre des verres en finiffant. Je ne confeille pas de les boire chés foi. Tel court que foit le trajet jufqu'à la fontaine, j'ai trouvé que ces eaux perdoient beaucoup par le tranſport. Quand elles paſſent bien, on peut en prolonger l'uſage. Le terme ordinaire eſt d'un mois. Si les eaux ne paſſent pas les premiers jours, on ne doit pas s'en inquiéter : mais ſi cela continuoit, il faudroit y renoncer. Il faut beaucoup de régime & de ſobrieté pendant l'uſage des eaux. On ne doit manger qu'après avoir rendu à-peu-près la même quantité que l'on à bu. L'on peut déjeuner avec une ſoupe ou du chocolat une demie heure après avoir achevé les eaux. Comme elles raréfient les humeurs, elles invitent au ſommeil. Il faut l'éviter pendant le jour comme très dangereux, & le chaſſer ſoit par la converſation, ſoit par la promenade. On doit éviter de paſſer les nuits. On s'abſtiendra à ſes repas de ſalades, de fruits cruds, ragouts, viandes ſalées, & fumées. La viande & la volaille ſoit bouillies ſoit roties, & les légumes, ſont les alimens les plus ſains. L'on permet les écreviſſes, le brochet, & les truites, à diner ſeulement. Le ſoir, le ſouper doit être léger, afin que le ventre débaraſſé de crudités, ſoit plus propre à recevoir le lendemain les eaux avec avantage. Je conſeillerois donc une ſoupe, quelques biſcuits & des compotes. Pour boiſſon du vin de Bourgogne, du Rhin, ou de Moſelle, mais pris avec modération & trempé. On peut boire de la bierre, pourvu qu'elle ſoit légere, douce & bien cuite. C'eſt une attention que les braſſeurs devroient avoir, & qui n'eſt pas au-deſſous de l'inſpection des Magiſtrats. On ſe purgera au milieu & à la fin de l'usage des eaux. On doit pendant ce tems éviter toutes inquiétudes, & faire peu d'usage des droits du mariage.

Les remedes que l'on peut ordonner en prenant les eaux, sont les savoneux, les amers & les apéritifs. Si la maladie est occasionnée par des acides, on peut meler le matin dans les premiers verres un peu de magnésie blanche, avec quelque sel neutre.

Les bains de ces eaux Thermales adoucissent la peau, facilitent la transpiration, & le cours des humeurs, & conviennent dans la paralisie, la stagnation des humeurs, les maladies cutannées, la contraction des membres, & la roideur des articulations. La chaleur de ces bains doit être de quelques dégrés au-dessous de la chaleur du sang. On ne doit pas négliger de se faire frotter en sortant du bain, pour enlever toutes les saletés que la transpiration a pu rejetter, pour maintenir plus longtemps les sueurs, & exciter la circulation des humeurs. Le temps le plus favorable pour les bains est le matin. On peut cependant les prendre vers le soir, après que la digestion du diner est faite. Il est très avantageux après s'être baigné, & s'être fait frotter de se reposer quelque temps dans un lit que l'on aura fait bassiner. Si on ne se couche pas après le bain, il faut rester quelque temps chaudement dans une chambre, pour donner le temps aux pores qui se sont ouverts pendant le bain de rentrer dans leur premier état. Il y a plusieurs endroits ou l'on prend les bains à Aix. En voici les noms.

Le bain de l'Empereur. Ce lieu a fervi réellement de bains à Charlemagne : mais les incendies avoient détruit cet édifice. Le Magiftrat d'Aix le fit rétablir en 1540. L'on réunit toutes les eaux, & on les renferma dans un grand puits. Il y a plufieurs bains, qui originairement n'en formoient qu'un feul. C'eft la que Charlemagne fe baignoit avec fes enfans & fes Officiers. Eginhard raconte que ce Prince aimoit fi fort les bains chauds d'Aix, qu'il y fixa fa demeure dans les dernieres années de fa vie. Il faifoit des parties de bains avec fes favoris, & fes premiers Officiers. On a conté plus de cent perfonnes à la fois dans le même bain avec l'Empereur.

Le petit bain eft à coté de celui de i'Empereur. Ce font les mêmes eaux qui le fourniffent.

Le bain neuf eft proche celui de l'Empereur. Ce font les mêmes eaux.

Le bain de la Rofe eft fur le Compusbadt, vis-à-vis la fontaine ou l'on prend les eaux, & en face d'un affés beau bâtiment que l'on conftruit, & qui eft, dit-on deftiné à former la redoute. Je crois que la fource de ce bain eft commune avec celle de St. Corneille. On prend par préférence les bains de la Rofe, pour la gravelle, contre laquelle on croit fes eaux excellentes.

Il y a encore les bains de MM. Groyen & Marneff fur le Compusbats. Ils forment les bains de St. Corneille, & n'étoient autres fois qu'une feule & même maifon. C'eft la fource de St. Corneille qui fournit à la fontaine des buveurs, au moyen d'une pompe que l'on fait aller tous les matins, jufqu'à neuf heures.

Le bain des pauvres (Comphuisbadt) eft près des bains de la Rofe. Les pauvres y entrent gratis. Son eau eft celle de St. Corneille.

La Douche fe prend dans le bain même ou le malade enveloppé d'un drap s'affied dans un fauteil de bois. Il fe place fous une efpèce de tuyau fait en arrofoir qui fort du mur, & qui au moyen d'une pompe conduit l'eau en forme de petite pluye fur la partie malade pendant le temps ordonné par le Médecin. On ne doit pas le prendre fans préparation. Le Médecin doit en regler la durée, le nombre, & le dégré de chaleur. Il doit auffi fpécifier le volume d'eau que l'on doit laif-fer couler, & la diftance qui doit être en-tre la chute de l'eau & la partie malade, parce que plus elle tombe de haut, plus elle eft violente. Les effets de la douche font en raifon compofée de la chaleur de l'eau, du diamêtre & de la hauteur de la colonne, & de la force de l'élancement. Il en réfulte des ofcillations excitées fur les fibres par le mou-vement des parties aqueufes, & des princi-pes qui s'y font confervés. La Douche par cette raifon eft plus efficace que les bains dans les maladies provenantes de la ftagna-tion d'humeurs vifqueufes & tenaces, dans les engorgemens, les embarras reftans des fuites de playes &c. C'eft le fentiment de M. de Limbourg Médecin de Spa, auquel je fouf-cris volontiers.

On applique la Douche fur toutes les par-ties du corps, excepté le cœur, & le bas ventre. On la donne même fur la tête en certains cas : mais il faut avoir foin de la fécher après l'opération, & de la tenir chaudement. Le fommeil eft mortel pendant la Douche à la tête. Cette efpèce de remede fe nomme en latin *irrigatio abalto*. Quelques fois l'on fait tomber l'eau goutte à goutte ou en petite quantité, en preffant un linge, un morceau de drap, ou une éponge qui en font imbibés, c'eft ce qu'on nomme emprocation, *embrocatio*.

La Douche & les embrocations fe font avec les eaux Thermales, ou avec diverfes infufions & décoctions de plantes appropriées aux différentes maladies. Elles font regardées comme très efficaces pour amollir & refoudre les tumeurs rébelles aux remedes ordinaires. On les ordonne dans les cas d'exoftofes, contre les vieux ulceres, la contraction des membres &c. L'eau commune feule n'eft pas fans vertus, lorfqu'elle tombe de haut, & en quantité. Il eft d'expérience que différentes tumeurs tant gouteufes, que écrouelleufes, qu'aucun remede n'avoit pu diffipper, l'ont été en très peu de temps par la feule chûte d'eau commune. Lorfque l'on veut prendre les bains, on s'y prépare ordinairement par la boiffon des eaux. Tous les bains d'Aix ne font pas indifférens. C'eft au Médecin à les indiquer. La faifon la plus favorable eft depuis le premier de Mai jufqu'au premier de Juillet, & depuis le vingt d'Août jufqu'au quinze d'Octobre. Je préfere la premiere faifon.

Il y a encore à Aix des bains que l'on ap-

pelle bains secs, ou bains de vapeurs. Par
les bains secs, on entend des sueurs provoquées
seulement par le moyen de briques, ou de
pierres chaudes, que l'on met à une certaine
distance le long des reins, sous les aisselles,
& à la plante des pieds des malades. Les
bains humides de vapeurs sont l'exhalaison de
quelques liqueurs spiritueuses, telles que l'esprit de vin, l'eau de vie, ou la décoction
d'herbes dont on rassemble les vapeurs dans
une espèce d'entonnoir, au moyen duquel on
les fait passer aux parties malades, pour ouvrir les pores, & provoquer les sueurs.

Les eaux Thermales fournissent aussi des
bains de vapeurs. On les prend dans une espèce de boite qui a environ quatre pieds de
haut, sur trois de large. On la garnit en dedans de linges propres, & il y a un siege sur
lequel le malade s'assied, vêtu d'une chemise
seulement. La boite se ferme exactement de
tous cotés, pour que l'air ne puisse y entrer.
Le dessus se ferme avec deux planches taillées
à leur jonction en demi lune. Elles se rejoig-
nent autour du col, ensorte que l'on n'ap-
perçoit que la tête du malade. Au-dessous passent des canaux d'eaux Thermales. Le pavé
de la chambre est percé en rond, immédiatement au-dessus du tuyau, & l'ouverture est
couverte d'une sous pape de cuivre qui s'ouvre à volonté, pour donner issue aux vapeurs
de l'eau chaude, autant qu'il est ordonné
par le Médecin, suivant les forces du malade. Ce remede doit être sagement adminis-
tré. Il ne faut pas y rester trop longtemps.
Il est peu de personnes qui puissent supporter

la dofe d'exhalaifons que fournit la fous pape
entiérement ouverte. Il y a auffi des demi-
bains de vapeurs, lorfque les parties inférieures font les feules attaquées, & ont feules befoin de remede. Je crois que les bains de vapeurs font meilleurs dans les bains fupérieurs
parce que le dégré de chaleur y étant plus
confidérable, les vapeurs doivent y être plus
efficaces.

Il y a fur la place que l'on nomme le
Drifch, une fontaine que l'on prétend avoir
les mêmes qualités & propriétés que celle du
Pouhon à Spa. L'on dit qu'elle guérit les
fuppreffions, les pâles couleurs, & autres maladies du fexes : Les vapeurs, les vertiges,
les Hémorroides. Si cela eft, je m'étonne
qu'elle foit auffi déferte, & que le Magiftrat
n'engage pas quelque Chymifte à rendre pu-
bliques & certaines fes vertus par une analife
exacte & raifonée.

Je finis en vous affurant de tous les fentimens qui m'attachent à vous.

LETTRE IX.

Digreffion fur les Eaux minérales des Autres Pays.

Aix-la-Chapelle ce 15 Juin 1784.

Il me femble, M. que vous eftes mécon-
tent de ce que pour me fervir de vos termes,
je parois accorder aux eaux d'Aix une qualité
de fpécifique univerfel. N'eft-il donc pas, dites vous, d'autres eaux qui méritent au moins

quelques égards? Quelles font elles? Je vous avourai que plein de la Divinité dont j'encenſe les autels, je me ferois un ſcrupule de ne pas rendre hommage aux cures dont j'ai été témoin. Toujours jaloux cependant de remplir vos intentions, je cede à vos inſtances, & je vous donnerai, mais en peu de mots par ordre alphabetique, les propriétés des ſources minérales de France, & celle des eaux étrangeres qui me ſont connues.

AIX en Provence, (aquæ Sextienſes) a des eaux minérales tiedes; elles ſont ſavonneuſes, apéritives, diuretiques & purgatives. On les employe dans les maladies de la matrice, contre la ſtérilité, & l'avortement, les fleurs blanches, & la gonorrhée bénigne. Leur uſage convient dans les embarras des reins & de la veſſie. Les bains & les douches ont les mêmes qualités que celles des autres eaux thermales.

BAGNIERES, (aquæ Bagnerienſes) ſont à douze lieues de Pau en Béarn. Elles ſont preſque inſipides, & ont cependant quelque choſe d'aſtringent. Elles ſont diurétiques, déſobſtructives, & purgatives. On les ordonne dans la cachexie, la jauniſſe, & les conſtitutions pituiteuſes : dans les ſuppreſſions des regles & des hemorroides, dans les maladies chroniques de la poitrine. A l'extérieur elles ſont réſolutives & fortifiantes.

BAGNERES-LUCHON (aquæ Convenarum) ſont au pied des Pyrenées. Elles ſont à-peu-près de même nature que celles de Bareges, & de Bagneres. Bien des gens cependant les croyent ſupérieures. Elles conviennent

[91]

dans les mêmes maladies. Elles font chaudes toutes les trois, & contiennent du foufre, du vitriol & du fel de Glauber.

BAGNOLS près Argentan en Normandie (aquæ Balneolenfes (font tiedes & fulphureufes, aperitives & diuretiques, toniques quoiqu'un peu purgatives. On les ordonne dans les cas de Bleffures qui ont intéreffé les nerfs, dans les engorgemens des vifceres, pour défobftruer les Reins, ainfi que dans l'afthme & la Phtyfie. Prifes en Douches ou en bains, elles font fortifiantes réfolutives & déterfives. Elles réuffiffent dans la maladie pédiculaire, le Rachitis, les contractions des membres.

BALARUC (aquæ Bellilucanæ) font dans un bourg de Languedoc à quatre lieues de Montpellier. Elles font très chaudes. Elles vont au quarante & unieme dégré du thermomêtre de Reaumur. Leur chaleur eft moins forte pendant la canicule. Leurs étuves font à trente deux dégrés. La faveur des eaux eft défagréable, & un peu falée. Elles contiennent du foufre, du vitriol & du fel de Glauber. Elles font ftomachiques & toniques. Elles délayent & entrainent les glaires qui tapiffent les premieres voyes. Elles font vermifuges, levent les obftructions, & font couler les urines. Elles font bonnes contre le vomiffement & la diarrhée, la cachexie, la jauniffe, les pâles couleurs. Elles conviennent dans les maladies accompagnées d'affoupiffement, la paralifie, la goutte, & le mal vénérien, les maladies des reins & de la veffie. Les bains, les Douches, & injections font fortifiantes & réfolutives. Elles détergent les

playes & conviennent aux maladies cutannées. On ne peut rester que six à sept minutes dans les bains qui ont leur chaleur naturelle. On les prend à trente six degrés dans
une cuve, & on y reste quinze minutes.

BAREGES (aquæ Baregienses) sont à quatorze lieues de Pau dans les montagnes des
Pyrennées. Elles sont savonneuses. Leur saveur est un peu douce; & leur odeur bitumi-
neuse n'est pas répugnante. Elles sont incisi-
ves, diurétiques & apéritives. Comme balsamiques, elles conviennent aux maladies de
poitrine. Elles purgent peu : mais elles mettent l'estomach en état de bien faire ses fonctions. Elles sont bonnes dans l'œdême général, la jaunisse, l'obstruction des visceres, les
vapeurs, l'asthme, la phtysie, les tumeurs
écrouelleuses, les exostoses, l'engorgement des
mamelles. On les croit capables de fondre la
pierre. Elles s'allient très bien avec le lait.

BONNES (aquæ Bonnenses) sont à sept
lieues de Pau. Elles sont consacrées au traitement des maladies de la poitrine, comme
déterfives & balsamiques. Elles approchent
des eaux de Baréges, & se prennent de
même.

BOULOGNE (aquæ Bononienses) sont en
Picardie à sept lieues de Calais. Ses eaux
sont froides, ferrugineuses, & à-peu-près semblables à celles de Forges.

BOURBON-LANCY (aquæ Borbonienses
Anfelmienses) sont dans une ville de ce nom
en Bourgogne à sept lieues de Moulins. Elles sont très chaudes, sans odeur ni faveur,
quoique bitumineuses & sulfureuses. On les

employe contre les fievres opiniâtres. Elles rendent le ventre lache, rappelent les regles, font couler les urines, & excitent la tranfpiration. Elles font apéritives & toniques. C'eft pour cela qu'on les ordonne dans la cachexie œdémateufe. Elles rétabliffent l'eftomach trop relaché, ou affoibli. On prend un bouillon de poulet chaque jour après que les eaux ont fait la plus grande partie de leur effet. On s'en fert en douches & en bains.

BOURBON - L'ARCHAMBAULT, à fix lieues de Moulins (aquæ Borbonienfes Arcimbaldicæ) font chaudes, & confervent longtemps leur chaleur. Elles contiennent du fel marin, du fel de Glauber, un fel alkali, du bitume, de la félénite, du fer, & de la terre abforbante. Elles femblent, étant chaudes, avoir une faveur bitumineufe : mais lorfqu'elle font réfroidies, on leur trouve une legere acidité. Elles levent les obftructions, particulierement celles du foye ; elles font ftomachiques & fortifiantes. Elles diffippent la jauniffe, foulagent ceux qui ont des pierres dans la veffie, ou dans les Reins. A l'extérieur on s'en fert en bains, en douches, & en boues.

BOURBONNE, (aquæ Vervonenfes) font dans la ville de ce nom en Champagne à fept lieues de Langres ; la chaleur de ces eaux eft fi grande, que les plumes d'un oifeau qu'on y p'onge, fe détachent de fon corps. Leur faveur eft falée, leur odeur fulfureufe, & défagréable. Elles font dépurantes, apéritives, & incifives. Elles redonnent de la force aux eftomachs affoiblis, & diffippent les fievres les plus opiniâtres. On doit les faire prendre avec précaution aux gens maigres & bilieux. On employe ces eaux en bains, boues, & douches, pour fondre, déterger & fortifier dans la paralyſie, les tremblemens, les rétractions des muſcles. Ils détergent & cicatriſent les ulceres les plus opiniâtres.

CAUTERETS (aquæ Cauterienſes) ſont dans le Bigorre à ſept lieues de Baréges. On y trouve par l'analiſe de la ſélénite, du ſel marin, du ſel de Glauber, & quelques parties ſulfureuſes : mais ces principes ſont en ſi petite quantité, que l'effet de ces eaux n'eſt pas violent. Ces eaux ſont chaudes, ſtomachiques, abſorbantes, toniques, apéritives & inciſives. Elles purgent doucement. On s'en ſert pour corriger les levains acides de l'eſtomach. faire ceſſer le vomiſſement & le flux de ventre, & diſſipper les embarras ædémateux. Les aſthmatiques & les Phtiſiques s'en trouvent bien. On les coupe ſouvent avec du lait. On doit les prendre avec précaution parce qu'elles portent quelques fois à la tête, & cauſent une eſpèce d'yvreſſe. On ſe ſert à l'extérieur des bains, des douches, & des boues, comme fortifians & réſolutifs.

CRANSSAC, (aquæ Cranenſes) ſont dans le bourg de ce nom, ſitué en Rouergue, à cinq lieues de Rhodez. Elles ſont froides, & contiennent du fer, du vitriol, & un peu de ſoufre. Elles différent peu des eaux de Paſſy.

DAX, (aquæ Tarbellicæ) ſont en Gaſcogne à dix lieues de Bayonne. Elles ſont très chaudes, & font à peine réfroidies au bout de huit heures qu'elles ont été puifées. Elles approchent par l'analife de celles d'Aix-la-Chapelle. On leur attribue une vertu lithontriptique. On ne doit pas en ufer dans les attaques de néphretique. Elles font bonnes dans les obftructions du Poumon. A l'extérieur, elles ont les vertus des fortifians.

DIGNE (aquæ Dinienfes) font en Provence, à quinze lieues d'Aix. Elles font très chaudes. Leur faveur eft falée, & leur odeur fulfureufe. Elles font incifives, apéritives, diurétiques, fortifiantes, ftomachiques & purgatives. On les ordonne dans les obftructions & les embarras fquirreux des vifceres : contre les écrouelles, les vertiges, la paralifie, & les affections nerveufes. Elles font fouveraines tant en bains qu'en Douches & en boues contre la paralifie, le Rhumatifme, la contraction des membres, le gonflement des jointures, les douleurs qui ont fuccedé à des playes, les fractures, les contufions, & les maladies cutannées.

FORGES (aquæ Forgienfes) à neuf lieues de Rouen, font ferrugineufes. La premiere fource eft la Royale. Celle que l'on nomme Cardinale contient une plus grande quantité de fer que la premiere. On trouve dans toutes les deux de la félénité, du fel marin, du fel de Glauber, & une efpêce de bitume. Elles délayent, abforbent, & adouciffent l'acreté des humeurs. Elles remédient aux fuppreffions & au flux exceffif menftruel, elles préviennent les maladies de la matrice. On les ordonne dans les pâles couleurs, la ftérilité & les fleurs blanches. Elles ſe boivent froides & ſont emménagogues & apéritives. Elles ſont nuiſibles aux ſcorbutiques & aux paralitiques, ainſi qu'aux poitrines foibles.

LA MOTTE (aquæ Thermales Mottenſes) ſont en Dauphiné, à ſix lieues de Grenoble, & aſſés près de ce lieu fameux par les flammes que l'on voit ſortir de la terre. Elles ſont extrêmement chaudes ; repandent une odeur ſulfureuſe & bitumineuſe & ſont purgatives. Elles réchauffent l'eſtomach, favoriſent la ſortie des urines, & s'ordonnent contre les obſtructions & les embarras ſquirreux. Employées en bain & en Douches, elles ſont fortifiantes, réſolutives, antipſoriques, & déterſives.

LUXEIL (aquæ Luxelienſes) ſont en franche-Comté au pied des Montagnes de Voſges, a douze lieues de Beſançon, elles étoient célébres du temps des Romains. Elles ſont thermales & ſouffrées, & laiſſent quelque choſe de gras dans la bouche. Elles ſont apéritives & inciſives, & propres a députer le ſang. Elles ſont auſſi céphaliques, & bonnes dans les affections ſoporeuſes, la vertige &c. On les employe en bains & en douches, comme antiparalitiques.

MIERS, (aquæ frigidæ Merienſes) ſont à neuf lieues de Cahors dans le Quercy. Elles ont une ſaveur apre, une odeur ferrugineuſe, & elles purgent ſans échauffer. Elles ſont apéritives & diuretiques, bonnes pour les vaporeux, les hyppocondriaques, & les hiſteriques. Elles arrêtent les fievres intermittentes les plus invéterées, & préviennent les maladies des reins & de la veſſie.

MONT-D'OR, (aquæ montis aurei) ont un goût aigrelet & vineux, qui prend au nés, & qui eſt couvert enſuite par un goût fade & déſagréable. Elles paroiſſent ſavoneuſes au toucher. Elles contiennent de la ſélénite, du ſel marin, de l'alkali minéral, un peu de ſel de Glauber, & une matiere graſſe & bitumineuſe. Elles ſont chaudes, pectorales, déterſives, & inciſives. Elles conviennent dans les maladies du foye & du poumon, & levent les obſtructions des viſceres. On en uſe dans les maladies des nerfs. A l'extérieur elles ſont fortifiantes, réſolutives, déterſives & propres à guerir la lepre & la galle. On les preſcrit dans la paraliſie, les contractions ou retiremens de membres. Elles cicatriſent les ulceres opiniâtres. Elles ſont ſituées en Auvergne à ſix lieues de Clermont.

MONT FRIN (aquæ montis Frigidi) ſont en Languedoc, à quatre lieues de Niſmes, & de la plus grande antiquité. Elles ſont froides, calmantes, rafraichiſſantes, purgatives, déſobſtructives, & utiles dans les affections ſpaſmodiques. Ceux qui ſont ſujets aux terreurs nocturnes en boivent avec ſuccès. On les prend pendant la canicule.

PASSY, (aquæ Paſſiacæ) ſont à la porte de Paris. Elles ſont froides. Les matieres contenues dans ces eaux ſont un vitriol naturel, du ſel de Glauber, du ſel marin, un bitume liquide, ou une huile minérale, de la terre alkaline, & de la ſélénité. On laiſſe repoſer ces eaux, juſqu'à ce qu'elles ayent dépoſé une partie du fer qu'elles contiennent, & pour lors on les appelle eaux dépurées de

Paſſy. Ces dernieres ont une bien moindre quantité de principes. Elles ſont par conſéquent moins actives, purgent peu, & paſſent beaucoup par les urines. Elles ne portent aucun dégré de chaleur, circonſtance ſouvent très intéreſſante.. Elles ſont ſtomachiques, diuretiques & apéritives. Elles rétabliſſent l'eſtomach, & rappellent l'appétit. Elles ſont utiles dans la cachexie, & les pâles couleurs, ainſi que pour les évacuations menſtruelles irrégulieres, & les autres pertes de ſang.

PLOMBIERES & BAINS. Ces deux ſources (aquæ Plomberianæ & aquæ Balnenſes) ſont toutes deux en Lorraine. Elles ſont inſipides, ſans odeur & très limpides. Toutes deux contiennent une plus ou moins grande quantité de terre ſavoneuſe. Dans certains cas les eaux de Bains l'emportent ſur celles de Plombieres, comme pour les maladies de poitrine, les gouttes vagues, & les Rhumatiſmes goutteux. Elles excitent une tranſpiration douce. Celles de Plombieres ſont diurétiques & ſudorifiques. Elles ſont à environ dix ſept lieues de Nanci, prés de Remiremont. Elles corrigent les vices du ſang, ſont inciſives & appéritives : elles ont même une eſpèce de vertu anodine. Elles rétabliſſent l'eſtomach, & entrainent la ſabure acide qui y croupit. A l'extérieur elles ſont fortifiantes, réſolutives, déterſives. On en uſe contre la paraliſie, le tremblement, le Rhumatiſme, le raccourciſſement de muſcles, les tumeurs & enflures de membres, les ulceres qui ont un mauvais caractère, & les dartres.

POUGUES, (aquæ Pugeacæ) proche de

Nevers, font froides & acidules. Elles font tempérantes & légerement apéritives, elles divifent le fang fans l'échauffer, ramolliffent les folides, & remédient aux chaleurs d'entrailles elles conviennent aux Icteriques, & hydropiques, aux bilieux, aux melancoliques, aux hyppocondriaques, dans les pertes de fang, & la fievre quarte.

PROVINS, (aquæ Provinenfes) font dans la ville de Provins à vingt lieues de Paris. Elles ont un gout ferrugineux, & approchent de celles de Forges par leur nature & leurs vertus

St. AMAND, (aquæ Elonenfes vel Amandinæ) font en Flandre à trois lieues de Valenciennes. Elles font tiedes, ont une faveur infipide, une odeur fulfureufe & comme nidoreufe. Elles font tempérantes & dépurantes. On les ordonne dans les maladies de la peau, dans la cachexie, l'hyppocondrie, & le fcorbut. Elles font ceffer les vomiffemens, & arrêtent le cours de ventre. On les employe lorfque les regles on le flux hémorroidal font dérangés. On en ufe auffi contre la gonorrhée, & les fleurs blanches. Ses boues entopique font extrêmement recommandées quoique froides, contre la paralifie, les Rhumatifmes, l'enflure des membres, & leur retirement, l'ankilofe, les maladies de la peau, & les vieux ulceres.

Ste. REINE (aquæ Sanctæ Reginæ) font à neuf lieues de Dijon. Elles font froides & fans faveur. Elles paffent pour rafraichiffantes, calmantes, apéritives & diurétiques.

SEDLITZ (aquæ Frigidæ Sedlicenfes) font

en Bohême à neuf lieues de Prague. Elles contiennent un sel neutre amer, qui ressemble au sel d'Epsom. Elles purgent, & après qu'elles ont fait leur effet, elles ne privent pas le ventre de son humidité naturelle. Elles sont bonnes dans le scorbut, l'hyppocondrie, les vertiges, les palpitations de cœur & les vapeurs. Elles sont vermifuges & apéritives. Les femmes doivent en faire usage dans le temps de la cessation naturelle de leurs regles. On débite une si grande quantité de sel sous le nom de sel de Sedlitz, que l'on soupçonne quelque fraude dans ce commerce, ne paroissant pas croyable que tant de sel puisse se retirer de cette eau seule.

SELTZ (aquæ Selteranæ) sont à neuf lieues de Strasbourg. Elles sont froides, & ont la saveur d'un alkali fixe. Elles sont dépurantes & bonnes dans les maladies de poitrine, lorsqu'on les coupe avec du lait. Elles conviennent aux hyppocondriaques, aux histeriques, aux goutteux. On les prescrit contre les rhumatismes, & les affections cutannées. Le mélange des acides avec ces eaux excite une fermentation, qui décele leur nature Alkaline. Elles préviennent par cette raison les crudités acides.

SPA (aquæ Spadanæ) sont à neuf lieues de Liege & sept d'Aix-la-Chapelle. Elles sont froides, acidules, & ferrugineuses. Peu de temps après qu'elles ont été puisées, elles déposent une substance qui ressemble à de l'ochre. Elles sont dépurantes, toniques, stomachiques, apéritives, & diuretiques. Elles sont bonnes dans la suppression & les pertes, dans les ma-

ladies des nerfs, le fcorbut, la cachexie, l'hydropifie, les embarras des reins, la gonorrhée
benigne, & les fleurs blanches. Je n'en dirai
rien de plus. *Voyés les amufemens de Spa.*

VALS (aquæ Valfenfes) font à fix lieues
de Viviers dans le Vivarais. Celles de la
fource nommée la Marquife, font mifes au
nombre des meilleures eaux acidules rafraichiffantes. Elles font calmantes, apéritives &
diurétiques. Elles conviennent dans les fuppreffions de regles, les pâles couleurs, la jauniffe, dans les fievres quartes opiniâtres, dans
le cas de fleurs blanches & de Stérilité.

VESOUL. Les eaux de Vefoul, à neuf
lieues de Befançon font froides, fans odeur,
ni faveur. Elles deviennent améres, quand
elles éprouvent l'action du feu. Elles font
rafraichiffantes, antifpafmodiques, apéritives
& diurétiques. Elles fortifient l'eftomach, rendent le ventre libre, arrêtent le vomiffement
& la diarrhée, guériffent les fievres intermittentes anciennes, & font fortir les graviers
qui bleffent les reins & la veffie, lorfque leur
volume n'y met pas un obftacle invincible.

VICHY (aquæ Vicienfes) font en Bour-
bonnois à dix lieues de Moulins. Il y a dans
ces eaux un fel alkali dominant, avec un peu
de foufre, de fer, & de vitriol. Comme elles portent près d'un gros & demi de fel par
pinte, on doit être circonfpect à en prefcrire
l'ufage. Elles operent des fontes fubites, &
donnent aifément la fievre. Elles font per-
nicieufes dans les maladies de poitrine, &
pour les tempéramens fecs & atrabilaires. Elles font tiedes, & ont une faveur vineufe.

Elles font apéritives & diurériques, diapho-
retiques, dépuratives, toniques, céphaliques,
ftomachiques & purgatives. On les ordonne
dans les obftructions, la cachexie, la Jauniffe;
les maladies des reins, & de la veffie ; les
fleurs blanches, dans le traitement des fievres
quartes, & autres fievres intermittentes.

YOUSET (aquæ Yfallienfes) font dans le
bas Languedoc entre Uzés & Alais. Elles
font froides, & ont une faveur défagréable
caufée par le bitume dont cette contrée abon-
de. Elles font dépurantes & vulnéraires. Elles conviennent fpécialement dans les maladies de poitrine.

Il y a encore, M. un très grand nombre d'autres eaux tant thermales. que froides, dont je
ne parlerai pas, parce que je n'ai pas été à
même de vérifier leurs vertus. Cette omif-
fion eft fans déroger à leurs qualités : Vous
devés être fatisfait, c'eft tout ce que j'am-
bitionne ; vous ayant voué un attachement
fans bornes.

LETTRE X.

Amufemens, & promenades d'Aix-
la-Chapelle.

Aix ce 2 Juillet 1784.

Vous vous faites, M une grande idée des
plaifirs d'Aix, & vous avés raifon. On en
trouve d'analogues à-peu-près à tous les ca-
racteres. Il en eft de bruyans; il en eft de
tranquiles. Les premiers font le jeu, les bals,

la Comédie. Les seconds font les promenades, & quelques liaisons particulieres; mais ces dernieres sont d'autant plus rares, que les gens de merite se livrent difficilement dans un tourbillon aussi mélé que celui-ci. Il y a à Aix quelques malades, & beaucoup de joueurs, que l'appas du guain attire, & que les exemples journaliers du désespoir ne découragent pas.

L'on peut jouer dans cette ville depuis midi, jusqu'à deux ou trois heures du matin. Voici l'ordre des séances. A midi, à la redoute : à quatre heures au Cachembourg : à sept heures commence la petite banque aussi au Cachembourg, à dix heures à la redoute jusqu'au matin. Les jeux sont le trente & un & le Biribi que la sagesse de Louis seize Roi de France à deffendu sévérement dans son Royaume : la Roulette que le pays même de la liberté, l'Angleterre a proscrit : le Creps, le passe dix, & le Pharaon, que l'immortel Joseph II. a éloigné même des frontieres de ses états en Allemagne : puisse t'il les éloigner de ses frontieres en Brabant !

Un Joueur a ici l'agrement de se ruiner de la façon qui lui plait le mieux. Peut être les besoins urgens de la Ville, peuvent ils excuser quatre mille écus qu'elle perçoit par an, pour accorder le prétendu Privilege exclusif de donner à jouer les jeux de Hazard. Mais le fermier le sous ferme plus du double : pourquoi le Magistrat ne profite-t'il pas en entier au profit de la Ville d'une permission qui doit couter si cher à l'honnêteté de son cœur? que de réflexions n'a pas du lui faire faire le

fuicide de l'infortuné Ramier que le défefpoir
a réduit à fe bruler la cervelle.

Il y a à la Maifon de ville une Salle de
Comédie , ou l'on repréfente quatre fois par
femaine.

Le Bal fe donne les Lundi & Jeudi, depuis huit heures du foir , jufqu'à minuit. Les
hommes payent un petit écu. Les Dames
ne payent rien. Les Bals fe donnent à la
Salle de la redoute, chès M. Bramertz.

Cette vie amufante pour les uns, ruineufe
pour les autres, objet de réflexions pour ceux
qui ne jouent pas, n'eft cependant pas uni-
verfelle. Il eft des perfonnes qui n'ambitio-
nant pas les faveurs de la fortune, préferent
de parcourir les campagnes, d'y voir les différentes productions de la nature, l'induftrie
des Colons, le parti qu'on peut tirer des objets négligés. Les environs d'Aix fourniffent
abondament à leurs fpéculations. Les promenades y font rares; les terres y fourniffent non-feulement les befoins néceffaires à
la vie, mais elles ne demandent qu'a ouvrir
leur fein, pour y offrir des fources immenfes de richeffes.

Quant aux promenades, l'on trouve à la
fortie de la ville par la porte de St. Adalbert, une maifon qui a un affés joli jardin.
Cette maifon s'appelle Cachembourg. C'eft
celle ou l'on joue l'après-midi fur les quatre
heures. On y trouve toutes fortes de rafrai-
chiffemens. Ce jardin, que le propriétaire
veut bien rendre public , eft cependant peu
fréquenté. Si l'on prend à gauche en fortant
par la porte de St. Adalbert, on peut fe pro-

mener le long des foſſes de la ville, qui ſont garnis d'arbres, juſqu'à la porte de Maſtricht. Si l'on prend à droite en ſortant par la mème porte de St. Adalbert, on va le long des prairies juſqu'à un gros bourg que l'on nomme Borſet : mais ſi vous vous écartés dans la campagne. tout varie à vos yeux : tout eſt ſéduiſant. Un génie obſervateur vous entraine t'il dans les replis tortueux de ces ſentiers odoriferans, vous foulés à vos pieds, ou plutôt vous receuillés pour votre uſage, ou pour le ſecours de l'humanité des plantes balſamiques de toutes les eſpêces. Plus loin vous trouvés ſous vos pas un ſable pur, vraye terre vitrifiable, qui ſemble ne demander qu'une main induſtrieuſe pour ſe convertir en verre. Point ou peu de frais de tranſport. Les mines de Charbon qui vous environnent, s'offrent à faciliterſa fuſion ; & la fougere dont les bois ſont garnis, ne ſemble étendre ſes rameaux, que pour ouvrir vos yeux ſur ſon utilité. Non loin de la une terre argilleuſe de la plus grande blancheur, vous invite à ne plus aller chercher en Angleterre, une fayence dont vous faites une conſommation conſidérable & qui ne vous reviendra pas à la moitié du prix que vous en payés. Voyés cette terre calcaire, trop heureux habitans ! Elle peut à votre volonté & ſous une petite quantité de mains ſe transformer en nitre ou en ſalpêtre, dont le débit eſt toujours aſſuré, parce qu'il eſt la baſe de la foudre des Dieux de la terre. Voulés vous trouver une vue immenſe ! Montés ſur la montagne de Loosberg. D'un coté, elle vous préſente l'enſem-

I

ble de la ville, de l'autre une perspective va-
riée de bois, de prairies couvertes de bes-
tiaux, de terres chargées de grains & de légumes, d'étangs, de briqueteries, de mines
de Charbon &c. Votre œil fatigué se replove
t'il sur lui-même, mille phénomenes éguil-
lonnent votre curiosité. A vos pieds quelques pierres éclatées vous montrent les veines
d'un marbre destiné à orner vos autels &
vos maisons, & vous font préjuger de la ri-
chesse des carrieres que renferme cette montagne, & que sa forme rendroit peu couteu-
ses à exploiter. A quelques pas, je trouve
des morceaux de mines de cobalt, de ce demi métal blanc argentin, dont la chaux nous
donne l'azur qui sert à peindre en bleu le
verre & les porcelaines, & que la Saxe paroit en possession de fournir depuis longtemps
à l'Europe. Fouillons, & nos richesses territoriales vont augmenter. Ici ce sont des lits
parallelles de coquillages de toutes les espéces
qui rappellent avec étonnement les révolutions
de l'univers. Les unes sont à moitié détrui-
tes par le laps des temps; les autres sont pé-
trifiées. Dans les entrailles de cette montagne des charbons, des scories de fer calci-
nées! que de réflexions n'offre pas cette va-
rieté. Vous me demandés d'ou peuvent venir ces coquillages, qui a produit ces charbons? Je vais tacher de vous satisfaire.

Ces phénomênes s'expliquent facilement par
le sistême d'un auteur moderne sur l'organi-
sation intérieure du globe, qui au sortir des
mains du créateur, devoit être une terre élémentaire, pure, homogène & partout unifor-

me : les corps organifés qui ont été créés
immédiatement après les élemens, ont été les
premiers inftrumens dont il s'eft fervi , pour
changer les proprietés de la terre élémentaire, & la rendre propre à entrer dans les différentes combinaifons. Ce font donc les végétaux & les animaux qui à l'aide du balancement des eaux, ont changé, & changent
journellement la conftitution intérieure de la
terre. Ce font eux qui ont formé ces chai-
nes immenfes de pierres calcaires : qui ont
fixé le lit des eaux par les bans de glaife qu'ils
ont dépofé. Ce font eux qui forment le principe combuftible, & qui le fourniffent enfuite aux fels, au fouffre, au bitume, aux minéraux métalliques, & généralement à toutes
les combinaifons qui contiennent peu ou beaucoup de fubftances inflammables. Ils font encore la caufe des volcans, des tremblemens de
terre, de toutes les inflammations fouterrei-
nes, & de tous les météores aëriens. Enfin
ils entretiennent la nature en action, & fans
eux, le globe terreftre redeviendroit par la
fucceffion des temps, nn feul criftal pur, homogène, ou une terre vitrifiable & élémentaire, telle qu'on la fuppofe à l'inftant de la
création.

Point de doute que l'arrangement qui regne dans l'intérieur de la terre n'ait été produit par les eaux de la mer. Ce lac immenfe à fait plus d'une fois fa révolution autour
du globe, & la fait encore ; mais dans un
efpace de temps beaucoup plus long qu'il ne
la faifoit dans les premiers temps de la création. Parmi les preuves qui démontrent la

vérité de cette affertion , approchons d'une
de ces mines de fel foſſile , que renferme la
partie fêche du globe Elles font l'ouvrage de
la mer. Ces mines font difpofées par couches
paralelles & horizontales. Elles font entrecou-
pées par des couches paralelles & horizonta-
le de coquilles , de glaife , & autres débris marins , qui prouvent qu'elles font le produit du
balancement des eaux. La nature travaille
dans la mer à récuperer le fel qu'elle perd
par fes déplacemens. L'excés du fel que l'eau
ne diffout pas eft dépofé dans le fond de fon
baffin , & forme des mines de fel gemme dif-
pofé par couches , que les générations futures
découvriront , lorfque la mer abandonnera
le terrein qu'elle occupe , comme nous décou-
vrons aujourd'hui les mines qu'elle a ancien-
nement formées , avant d'avoir abandonné
les terreins qui ne font plus fous les eaux.
Telle me paroit être la raifon de ce que l'on
trouve des coquillages dans les endroits même les plus éloignés de la mer.

Il y a des perfonnes qui ont penfé que ce
charbon, ces fcories de fer que l'on trouve
dans les entrailles de plufieurs montagnes,
étoient le produit de quelque grand incendie :
mais tous les changemens & les altérations qui
font arrivés, font l'ouvrage des corps organifés que la mer a répandu de tous cotés. Les
végétaux qui croiffent dans le fond de ce
baffin, font avec d'autres élémens qu'ils s'af-
fimilent pour accroiffement , une premiere
combinaifon de la terre primitive. Ces végétaux ont enfuite fervi de pâture aux animaux
qui fe multiplient dans la mer, & forment

après les végétaux une seconde combinaison de cette terre. C'est par le travail d'une multitude infinie de ces animaux de toute espèce : c'est par leur naissance & leur mort que la terre vitrifiable s'est enfin changée en terre calcaire : c'est en quoi plusieurs Chymistes se sont égarés en regardant la terre calcaire comme primitive. Elle ne l'est pas, puisqu'on lui rend son premier état, & qu'on la réduit én terre vitrifiable, en lui otant l'eau, l'air & le principe inflammble que les animaux lui avoient combiné.

La naissance, la destruction des corps organisés, & le balancement des eaux ont fertilisé la terre, à mesure que la mer s'est retirée d'une surface, pour en couvrir une autre. De-là ces forêts immenses, & ces plantes de toutes les espéces. Ces révolutions sont arrivées plus d'une fois, avant que la terre élémentaire fut assés élaborée par les corps organisés, pour produire des glaises capables de contenir les bassins ou les eaux se sont retirées. Ces eaux moins étreintes alors, ont englouti, & recouvert de terre, les végetaux que la partie sêche du globe avoit fait naitre. Ces végétaux se sont en partie décomposés, & ont formé cette quantité de charbon que l'on trouve dans l'intérieur de la terre. Ils ont pris une couleur noire, parce que les matieres combustibles, perdent par leur séjour dans l'eau, en subissant un léger mouvement de putréfaction, une partie de leur air & de leur eau principes. Alors leurs parties ignées & combinées sont moins isolées. Elles produisent en se réunissant une combustion

Infenfible, qui fait fur les corps organifés ie
même effet que fi ils bruloient dans une
cornue.

Les plaines des environs de la ville fourniffent un argille que l'on employe à faire
des briques. Les argiles, car il y en a de
différentes efpéces & de diverfes couleurs,
font des terres graffes, pâteufes & douces au
toucher. Elles s'attachent à la langue, fe pé-
triffent avec de l'eau, fe mettent en pâte,
& ont affés de liant pour fe laiffer travailler
fur le tour. Elles font formées par du gypfe
reduit en poudre, roulé par les eaux de la
mer. La terre calcaire qui fait la bafe du
gypfe eft une terre compofée qui ne peut que
tendre à de plus grands dégrés de fimplicité,
& à revenir à fon état primitif de terre vitrifiable. Si pendant ces changemens, il refte
de l'acide vitriolique uni à la terre, il en
réfulte un argille ou de l'alun, fuivant la
proportion de l'acide reftant. L'argille des environs d'Aix eft liant, & moyennement fufible au grand feu.

Pour faire la brique, on tire en automne une
certaine quantité d'argille que l'on laiffe enfuite expofée à l'air, à la gelée, & à la pluye
pendant tout l'hyver, ce qui la difpofe au
mélange & à l'uniformité. Au printemps, on
la détrempe, après en avoir féparé les pyrites, avec fuffifante quantité d'eau que l'on
corroye avec les pieds. On la forme en briques dans des moules. On porte la brique
dans le moule à l'endroit ou elle doit fécher.
On renverfe le moule lorfqu'il eft près de
terre : la brique fe détache, & on la laiffe

fécher à l'air. Un bon mouleur moule neuf milliers de briques par jour. Il y a ici quelque différence. On ne prépare point les terres.

Les pyrites font des foſſiles qui ont conſtamment le fer pour baſe ; on en diſtingue de quatre fortes : les ferrugineuſes, qui ayant le fer pour baſe, ont le ſoufre pour minéraliſateur ; elles font jaunatres : les cuivreuſes qui font d'un vert jaunatre, qui ont le fer & le cuivre pour baſe, & le ſoufre pour minéraliſateur : les arſenicales qui font blanches & brillantes, & qui ont l'arſenie pour minéraliſateur : enfin les terreuſes, alumineuſes & vitrioliques, telles que la pierre noire, ditte pierre d'atrament, les chytes alumineux & vitrioliques, les mines d'alun &c.

Lorſque les briques font aſſés féches pour ne plus permettre l'impreſſion du doigt, on les met dans des lieux couverts, ou on les couvre de paille pour achever de les fécher à l'ombre, & enſuite on les fait cuire dans de grands fours qui en contiennent juſqu'à quatre cent milliers. On les arrange de champ, c'eſt-à-dire ſur leur épaiſſeur. La durée du feu eſt de trente heures. Ici au lieu de les mettre dans un four, on les arrange dans la forme d'un cube d'environ quinze pieds, en plein air. On pratique de diſtance en diſtance des tuyaux ou canaux que l'on emplit de charbon de terre. On place outre cela de quatre pieds en quatre pieds, d'élevation des lits de charbon de terre peu épais. L'on y met le feu, & l'on recouvre toutes les faces avec de la terre détrempée. Le dé-

.gré de cuisson décide de la solidité des bâti-mens. Si la brique n'est pas assés cuite, elle s'attendrit à l'air au point qu'en peu d'années, on peut la couper avec un couteau. Si elle est trop cuite, elle devient noire, raboteuse, spongieuse, & semblable à du mache fer, ce qui vient d'une vitrification imparfaite de la subftance même de la brique. Enfin elle est bien cuite, lorfqu'elle est sonore, dure, en deça d'une demie vitrification, & qu'elle fait feu avec le briquet.

L'on trouve auffi aux environs de la ville beaucoup de mines de charbon de terre. Quelles font les caufes de la formation de ce charbon? Je crois que la putréfaction des corps combuftibles, ou le féjour de ces mêmes corps dans l'eau, les réduifent dans l'état charboneux, comme fi ils euffent éprouvé l'action du feu dans des vaiffeaux clos. Remarqués, lorfque vous remués le fond des petites rivieres dans lefquelles il fe trouve des matieres combuftibles, qu'il s'éleve une boue noire à la furface de l'eau. Il s'en exhale en même temps une odeur de putréfaction. Cette boue noire eft la matiere combuftible qui tend à devenir charbon. J'ai examiné du bois qui avoit féjourné longtemps fous l'eau. Il étoit converti en charbon. Les matieres purement huileufes, qui féjournent enfermées dans des terreins humides, deviennent pareillement charbonneufes : mais lorfqu'elles font mélées avec des fels, & que ces fels ne peuvent pas quitter la matiere graiffeufe, elles font infiniment plus longtemps à fe reduire en charbon.

On trouve dans la nature beaucoup de charbon qui n'eſt mélé ni avec du ſoufre, ni avec de l'acide vitriolique. Il a été formé de la même maniere ſans le concours du feu. Une foreſt inondée, & qui reſte ſous l'eau pendant un laps de temps aſſés conſidérable, doit ſe réduire en un charbon ſemblable à celui que nous pouvons former dans nos laboratoires par l'action du feu, pourvu qu'il ne s'y trouve pas de matieres ſalines : mais ſi au contraire il s'y trouve des matieres contenant de l'acide vitriolique, qui puiſſe ſe mêler avec la matiere combuſtible, il ſe forme du ſoufre : le charbon eſt minéraliſé : il produit alors ce qu'on nomme charbon de terre. La ſuſtance huileuſe ſe conſerve beaucoup plus longtemps ; c'eſt la raiſon pour laquelle on retire de l'huile & du ſoufre de tous les charbons foſſiles, tandis qu'on n'en retire pas des charbons pareillement formés dans l'intérieur de la terre, mais qui n'ont point été adultérés par des matieres ſalines.

On a cru juſqu'à préſent que le charbon de terre, n'étoit pas aſſés débituminiſé pour ne point aigrir les métaux qu'on traitoit par ſon moyen, & que l'on ne pouvoit s'en ſervir, ni pour forger le fer, ni pour aucun affinage. On à fait aux forges d'Aivry & de Mévrain en Bourgogne en 1776 des épreuves qui ont prouvé le contraire. Les procès verbaux le conſtatent & ſont ſignés par M. de Buffon.

On en a fait l'expérience à Lyon en 1777 avec du charbon tiré des mines de Mont-Cenis entre Autun, & Châlons-ſur-Saone, ſur des piaftres, qui de filiere en filiere, ont été réduits en traits des plus fins. On a fuivi les mêmes expériences fur le fer, le cuivre, les couleurs de la porcelaine, dans des fourneaux à vent, à foufflet, à manivelle. Toutes ont réuffies. Les ouvriers ont trouvé que ce charbon avoit une activité qu'ils n'attendoient pas : mais loin de la regarder comme un défaut, il a facilité la fonte avec la plus grande fatisfaction des fpectateurs, & des infpecteurs en cette partie. J'y étois préfent, & je puis affurer la verité des faits. Il eft effentiel de faire revenir de ce préjugé dans ces pays-ci.

Un voyageur ne doit pas négliger d'aller voir le travail de cuivre à Stolberg. C'eft un bourg à deux lieues d'Aix. Près de ce chemin font des mines de pierre calaminaire que l'on tranfporte à Stolberg.

Le zinc ou pierre calaminaire eft un demi métal. Le zinc vierge eft fort rare : Les mines qui ne contiennent que du zinc ne le font pas moins. Il eft pour l'ordinaire mélé avec du plomb, & minéralifé par du foufre & de l'arfenic. Les vrayes mines de zinc font les différens minéraux connus fous le nom de pierres calaminaires. La plupart des mines de zinc ne s'exploitent pas dans le deffein d'en tirer du zinc ; on fait fondre le minéral avec du cuivre rouge. Le métal qui en réfulte à une couleur jaune. C'eft ce que l'on nomme cuivre jaune ou laiton. Voici la façon dont on le fait à Stolberg. Il y a de vaftes batimens dans lefquels on a établi des Fourneaux, & dont le feu eft très vif. l'Ardeur de ce feu eft entretenuë par des foufflets que l'eau fait mouvoir. Sur ces fourneaux font de très grands creufets, on les remplit de plaques de cuivre rouge. On jette deffus une certaine quantité de calamine qui fe liquéfie avec ce métal. Le mélange eft a peu près d'un quart de calamine, fur trois quarts de cuivre. Lorfque les matieres font en fufion, les ouvriers enlevent avec de grandes écumoires les fcories qui s'élevent en bouillonnant au-deffus des chaudieres. On laiffe bouillir le métal environ dix huit à vingt heures. On coule les matieres enflamées & liquides fur des pierres fort unies taillées exprès en forme de moules quarrés, avec de petits rebords pour empecher la matiere de s'échaper. L'on les couvre enfuite d'une autre pierre de même grandeur, & bien polie, qui comprime le métal par fa péfanteur. Il fe forme en plaques en fe figeant. Ainfi au moyen de la calamine, le cuivre qui étoit rouge avant fa fufion, eft devenu laiton. On tire les pierres entre lefquelles on coule le métal de la baffe Bretagne. On croit que ce font les feules qui puiffent réfifter à la grande chaleur de la matiere enflamée. Il s'en trouve cependant, dans les environs de la Ville qui pouroient les remplacer. Si l'on ne veut pas aller à Stolberg, pour voir ces Manufactures, on en trouve dans la Ville, mais dont le travail ne fe fait pas auffi en grand.

Il y a à côté de Gimmenich Village du Duché de Limbourg, une mine de Plomb affés confidérable. L'on a eu beaucoup de peine à en détourner les eaux, & ce n'eft que par nombre de machines Hydrauliqūes, qu'on eft

parvenu à deſſecher la mine. Ce travail eſt
auſſi curieux qu'inſtructif. Le plomb eſt un
métal imparfait, qui a une odeur & une ſaveur particulieres. Il eſt le plus mou de tous
les métaux. Il n'a preſque point d'élaſticité,
mais beaucoup de ductilité. Il ſe rencontre
rarement pur. Il ſe trouve en rameaux ou en
grains gros comme des pois. Il eſt ordinairement minéraliſé par le ſoufre, & l'arſénic.
Les mines de plomb ſont encore aſſés ſouvent
mêlées avec d'autres matieres métalliques,
comme l'or, l'argent & le cuivre. Elles contiennent preſque toutes une certaine quantité
de métaux fins. Les métallurgiſtes ont remar-
qué que les mines de plomb à petites facet-
tes, ou à petits cubes, ſont les plus généralement riches en métaux fins. On ne connoit juſqu'à préſent qu'une mine de plomb
ſituée en Hongrie, qui ne contient aucune
ſubſtance métallique étrangere au plomb. Les
eſſayeurs en conſéquence en font beaucoup
de cas pour les opérations de la coupelle.

Le travail des mines de plomb eſt très
compliqué. Que ces mines ſoient de plomb
pur, ou allié avec des métaux précieux, elles ſe traitent de la même maniere pour en
obtenir le plomb. On pulvériſe la mine par
le moyen des boccards, & on la lave pour
en ſéparer le plus qu'il eſt poſſible de matiere terreuſe. On fait fondre cette mine à
travers le bois & le charbon, & l'on ajoute
des matieres propres à faciliter la fuſion de
la gangue, comme des ſcories d'une ancienne
fonte d'une ſemblable mine, des terres calcaires ou argilleuſes, ſuivant la nature de la

ſubſtance terreuſe qui fait la gangue de la mine. Si la mine n'a pas été entiérement calcinée avant la fuſion, le plomb qu'on en tire eſt aigre, caſſant, & contient beaucoup de ſoufre. On le nomme matte de plomb. On fait calciner cette matte ; juſqu'à ce que tout le ſoufre ſoit diſſippé : enſuite on la pouſſe à la fonte. On obtient du plomb qui a toute ſa ductilité : mais lorſque l'on a fait calciner la mine avant ſa fuſion, le plomb qu'on obtient eſt ductile ſur le champ. Il eſt néceſſaire que le plomb ſoit entiérement déſoufré, pour qu'on puiſſe en tirer les autres métaux avec leſquels il eſt allié.

Il y a dans le pays de Corneli-Munſter, à deux lieues d'Aix des minéraux de toutes les eſpèces. La calamine & le plomb ont fait juſqu'à préſent le ſeul objet des recherches des habitans : mais ils n'ont fait aucun des travaux néceſſaires pour faciliter l'extraction de ces minéraux qu'ils ſe ſont contentés d'enlever à la ſuperficie. Si ces mines étoient deſſéchées par des canaux à une certaine profondeur, elles ſeroient d'un grand produit. Il s'y trouve des mines de fer en grande quantité, particulierement dans le territoire de Smithoff, ou ils ſont d'une excelente qualité.

Le fer eſt un métal dont les parties, après l'or, ont le plus de ténacité. Il eſt le plus dur & le plus élaſtique des ſubſtances métalliques. Il eſt diſſoluble dans toutes les liqueurs, même dans l'eau, ce qui fait qu'il ſe rencontre dans preſque tous les corps. On en trouve dans les cendres des végétaux & des animaux. Il eſt de très difficile fuſion ;

pour cela il faut qu'il n'ait que peu ou point de contact avec l'air, fans quoi il fe calcine avec la plus grande facilité, & fe réduit en chaux de différentes couleurs. C'eft le métal le plus précieux en raifon de fon utilité. Les mines de fer font en maffes, ou en poudre. Dans le premier cas, on les pulverife au boccard : mais dans tous les deux on les lave pour les féparer de la matiere terreufe. On les porte enfuite, lorfqu'elles font fêches au fourneau pour les fondre. On ne calcine pas toutes les mines de fer, parce que le foufre eft néceffaire pour la fufion du métal, & même lorfque certaines mines n'ont pas affés de foufre, on y joint des pyrites qui en abondent. La mine en état, on la fait fondre dans un fourneau à manche, chauffé par du charbon de bois. Le charbon de terre eft auffi bon, comme je l'ai dit plus haut. Le fond du fourneau eft garni de brafque, qui eft un mélange d'argile & de charbon.

Lorfqu'il y a affés de métal de fondu, on débouche avec le ringard le trou placé au bas du fourneau. Le métal coule dans une rigole, & fe fige en réfroidiffant. C'eft ce que l'on nomme la gueufe, fer fondu, ou fer coulé. Ce fer eft aigre & caffant à raifon du foufre qu'il contient. C'eft dans l'état ou le fer eft bon à couler en gueufe, qu'on s'en fert pour faire des pieces de fer fondu, comme marmites &c. On prend du métal fondu avec une cuillere de fer, & on le verfe dans des moules de terre cuite, ou dans des monceaux de fable, ou l'on a moulé la piece que l'on veut avoir. On mêle de la caftine avec la mine pour en faciliter la fufion. C'eft une terre calcaire, quelques fois un fpath fufible, ou une argille, fuivant la nature de la gangue.

Le fer n'eft entré en fufion qu'à la faveur du foufre. Le changement du fer de fonte en fer forgé confifte à bruler le foufre qui y refte. Le fer eft d'autant plus dur, plus doux, & plus ductile, qu'on à fait entiérement bruler le foufre. L'on peut voir ce travail dans toutes les forges. La defcription me conduiroit trop loin.

Mad. la veuve Remi & M. du Chefne fon gendre ont fait à Smithoff des travaux confidérables, & ont établi un canal pour deffecher les mines. Les avantages qu'ils ont droit d'attendre de l'établiffement qu'ils font en fourneaux & forges, pour l'exploitation de ces mines de fer, ouvriront peut-être les yeux fur les autres minéraux, qu'on laiffe enfevelis dans les entrailles de la terre, faute d'émulation.

Vous voyés, M. que cette ville pouroit tirer un plus grand parti qu'elle ne fait de fes richeffes territoriales. Il feroit à défirer qu'il fe trouvât quelque perfonne riche & vraiment patriote qui reveillat l'induftrie. Ses bénéfices feroient confidérables. Le pauvre ne mandieroit plus, parce qu'il fe trouveroit de l'occupation pour tous les ages, & pour tous les fexes. C'eft ce que je vous développerai dans ma lettre fuivante fur le commerce. Je vous réitere l'expreffion de mes fentimens.

LETTRE XI.

Sur le Commerce de la Ville.

Aix-la-Chapelle ce 23 Juillet 1784.

On a tant écrit sur les avantages du commerce, qu'il seroit inutile de m'étendre sur cet objet. L'Europe est éclairée aujourd'hui. Les Souverains ont ouvert les yeux. Les traités de commerce paroissent actuellement aussi importans que les Traités d'Alliance. L'on convient que sans commerce point d'aisance, sans aisance point de force ni d'industrie, & sans celles-ci point de population.

La ville d'Aix a deux obstacles qui s'opposent aux grandes spéculations sur le commerce. Elle n'a point de riviere. Son territoire est trop borné.

La privation d'une riviere évite sans doute aux habitans les malheurs qu'ont éprouvé l'hyver dernier les villes voisines des grands fleuves : mais elle leur ôte la facilité & le bon marché des transports; & dans la concurrence ces deux articles influent infiniment. Le peu d'étendue de son territoire forme un second obstacle. Environnée de toutes parts d'états étrangers, la ville dans son importation & son exportation se trouvera (dans un instant critique avec ses voisins) soumise à des droits arbitraires, que l'on peut taxer d'autant plus haut vis-à-vis d'elle que l'on ne craint point de réciprocité.

Le principal objet des spéculations du commerce d'Aix, doit donc porter singuliérement

sur les chofes néceffaires à sa propre confom-
mation. Si elle les fabrique chés elle, l'argent
refte : si au contraire elle les tire de l'étranger, il fort, & ne rentre que difficilement.
Je sais qu'il eft quelques fabriques de cette
efpêce affés confidérables dans la République,
mais je vois avec douleur qu'elles ne font
pas auffi brillantes qu'autres fois.

Les différens manufacturiers en draps fa-
briquent & exportent tous les ans de dix huit
à vingt mille pieces de draps, d'environ vingt
deux aunes de France chacune. Le prix
moyen de ces draps eft de deux cent foixante & quinze livres la piece, argent de France : ce qui forme un total de cinq millions
cinq cent mille livres par an. Les laines que
l'on y employe font celles d'Efpagne & de
Portugal mélées avec des laines de Siléfie, &
d'autres endroits d'Allemagne. Cette fourni-
ture fait fortir environ les trois cinquiemes
du prix des draps. Il refte donc pour la ville
deux millions deux cent mille livres à partager (en proportion inégale, il eft vrai) entre une quarantaine de fabricans de draps,
& leurs teinturiers & ouvriers. Pourquoi
donc un commerce fi lucratif à t'il dégénéré,
& n'enrichit-il pas aujourd'hui comme autres fois? Il s'eft, dit-on, établi dans le voifinage de pareilles fabriques : mais pourquoi
n'a t'on pas mis en vigueur le privilege de
Sigifmond donné en 1653 qui deffend d'établir à une lieue & demie aux environs de
la ville aucune fabrique, fonderie, moulin
ufine ou autre bâtiment qui puiffe nuire aux
manufactures d'Aix? Pourquoi ne pas encou-

rager l'éducation sauvage des moutons, ayant suffisament de prairies pour les élever, si l'on veut diminuer le nombre des chevaux, qui trainent au moins cinquante tant caroffes que cabriolets, la plupart inutiles. On conserveroit par la le numeraire que l'on porte en Silefie & en Allemagne. Mais parlons vrai : le luxe & le jeu font les ennemis deftructeurs du commerce : quelle conféquence affligeante pour cette ville !

Qu'il feroit a défirer que l'on établit à Aix une Académie ou Société patriotique, qui dirigeat par fes lumieres & fes écrits les différens travaux de l'agriculture, des manufactures & des arts utiles. Les avantages que l'on retire de celles qui exiftent en différens Royaumes & Républiques, ne devroit pas faire balancer les vrais patriotes à former un établiffement auffi utile. L'on pouroit dans une des falles de cette Académie y faire pendant la premiere faifon un cours de Phyfique expérimentale, & pendant la feconde un cours de Chymie. Je m'offrirois avec plaifir à les faire fans aucune retribution pour moi la premiere année. L'on ne recevroit de Médecins qu'après qu'ils auroient fait une femblable régence, fans aucune rétribution de même pour eux, & ce que l'on pouroit retirer de la reconnoiffance des auditeurs ferviroit à former d'abord, & à augmenter enfuite le cabinet.

La fabrique des aiguilles à coudre eft ici un objet de douze cent mille livres par an. Les matieres premieres font fortir environ huit cent mille livres. Il refte donc quatre cent mille üvres à partager entre une douzaine de fabri-

cans , & leurs ouvriers. Cette manufacture eſt
bien tombée , qu'elles en ſont les raiſons ? même
réponſe que ci-deſſus de la part des fabricans,
& même réponſe de la mienne. Rentrons dans
la frugalité de nos pêres : Chaſſons le jeu. Les
faillites qu'il a occaſionnées ſont trop conſta-
tées , exploitons nos mines de fer : convertiſ-
ſons les en acier. Reaumur nous en donne
mille moyens ; & les forges de france les prati-
quent avec les plus grand ſuccès. Quand
nous aurons de bon acier, nous le filerons ai-
ſement. N'en connoiſſons nous pas les procé-
dés à fond : que notre Académie propoſe un
prix pour la meilleure théorie jointe à l'expérience , & bien tôt nous deviendrons rivaux
de l'Angleterre. Ces travaux faits dans nos
foyers arreteront la ſortie de notre numeraire , & augmenteront nos capitaux. Un étranger doit aller voir faire des aiguilles chez M.
Pierre Startz. La quantité de mains par les
quelles elles paſſent, en rend le Spectacle in-
tereſſant.

La Manufacture de cuivre jaune dans la
ville , & la fabrique de dès à coudre qui en
reſulte , pouroit s'étendre beaucoup davantage. Ce commerce qui devroit tenir un rang
au moins égal aux deux manufactures préce-
dentes, à beſoin que l'on excite ſon induſtrie.

Le Magiſtrat ne ſauroit trop encourager le
travail des eaux fortes, & de l'huile de vitriol, les taneries, & les fabriques de papiers
peints pour tentures. Si l'on joignoit à ces
établiſſemens anciens ceux que le ſol préſente , que de reſſources la ville ne ſe ménage-
roit elle pas!

La pierre calcaire ferviroit à former des ni-
tricres artificielles. Les Entrepreneurs fe char-
geroient de la propreté de la ville qui y eft
fi néceffaire, en enlevant les décombres des
bâtimens & les boues des rues. Cette entreprife peut commencer avec deux cent Louis',
comme celles que j'ai établi en France, à
Naples & à Rome. Elle rapporteroit, attendu la quantité des matieres premieres qui
font ici, trente pour cent par an, & occu-
peroit un nombre de malheureux forcés par
la mifere à mandier leur pain.

Les fels principes créateurs du favon blanc,
font ici en abondance. Il n'y a pas de bonnes manufactures de ce favon aux environs.
Tous les fabricans de drap en ont befoin. On
le tire de l'étranger, tandis que l'on pouroit
le faire fur les lieux. Pourquoi négliger ce
bénéfice ? La dépenfe de l'entreprife ne mon-
teroit pas à deux mille écus. Je l'ai inutile-
ment propofé ici.

Il feroit aifé de former une manufacture
de terres, façon d'Angleterre. La bonté & la
beauté de l'argille que j'ai trouvé dans les environs de la ville, me fait préfumer, que la
fayence qui en réfulteroit, furpafferoit en fo-
lidité & en blancheur, celle que l'on tire
d'Angleterre à fi grands frais.

Un Imprimeur en langue Françoife a défiré,
dit-on, s'établir en cette ville. Il a été re-
buté des obftacles qu'on lui a préfentés. Par
quelle raifon rejetter une nouvelle fource de
richeffes qui s'offre tout naturellement, & qui
donne la vie à de nouvelles manufactures,
telles que celles de papier, la fonte des ca-

racteres &c. Les Imprimeurs en Hollande ont fait des fortunes, en contre faifant l'impreſſion des ouvrages François qui paroiſſoient à Paris. Aix eſt rempli d'étrangers. Ils cherchent les livres nouveaux : On en fait venir à grands frais de la Hollande. Cet argent qui devroit reſter dans la ville eſt perdu pour l'état. D'ailleurs un pareil établiſſement fait honneur à une ville, & annonce qu'elle renferme dans fon fein des amateurs de la litterature.

Il eſt un moyen d'occuper les vieilles femmes, & les jeunes filles, par la filature de la laine & du cotton Pourquoi donner à filer la laine aux étrangers? Ne peut on pas former fur l'emplacement des Jéſuites un refuge, & y admettre les femmes & les filles qui voudront y venir filer. Une femme chargée de l'infpection aſſurera aux fabricans la bonté du filage; chaque livre fera payée fur un pied un peu moindre que ne la paye le fabricant : Ce petit bénéfice que fera la maifon, fera pour les frais des bâtimens, le chauffage & la lumiere. Raſſemblés ce fexe fage par éducation, & que la mifere feule détermine au libertinage ; occupés le. Il pourvoira par fon travail à fa dépenſe, vous rétablirés les mœurs; le dernier exemple prouve l'urgence & la néceſſité d'un pareil établiſſement. Vous favés, M. que j'ai fait commencer une pareille filature à Sens. Elle eſt aujourd'hui la reſſource des pauvres, & enrichit l'entrepreneur. D'ailleurs ce travail appelleroit quelques fabricans en velours de cotton, aujourd'hui fi fort à la mode, & nous verrions

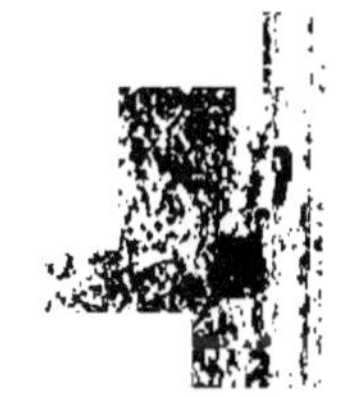

augmenter nos richesses par ces nouvelles manufactures.

Le Magistrat pouroit donner une concession pour l'exploitation des mines & des carrieres de la montagne de Loosberg. La ville pouroit même en faire faire les essais, afin de savoir ce qu'elle donne. Ces essais ne seroient pas chers. On peut commencer sans beaucoup de frais. Ils n'exigent aucune excavation perpendiculaire. De simples ouvertures horizontales sur le coté de la montagne suffisent. Avec le bénéfice, on augmente les travaux.

Les mines de charbon, l'excellence du sable, la quantité de fougere invite à établir une verrerie. Sans considerer ce que l'on pouroit en exporter, la consommation de la ville & de son territoire en vitres, verreries & bouteilles, peut seule entretenir cette entreprise, & l'argent reste dans l'état.

Mais voilà assés de projets. Qu'un seul soit mis à exécution, & vous ne doutés pas, M. que je ne me croye trop heureux d'avoir contribué en quelque chose au bien de la République. Revenons au commerce effectif.

Il a été établi un mont de pieté ou Lombard en 1629. On y paye chaque mois une bouche par florin. Chaque florin est de six marcks, ce qui revient à trente trois pour cent du capital par an : mais le Magistrat devroit empêcher sous les peines les plus graves les particuliers de prêter sur gages. Je n'ose salir mon papier du taux énorme de l'usure.

Les étrangers que les eaux ou les plaisirs amenent dans cette ville y laissent environ quatre cent mille livres. Un quart au moins

eſt englouti par le jeu. La moitié du reſte
eſt emportée par les vivriers de Liège qui
apportent ici des denrées que l'induſtrie pouroit bien faire croitre ſur le ſol excellent qui
environne la ville, mais que l'on néglige
trop ; & les cent cinquante mille livres reſ-
tans ſe partagent, ſavoir à-peu-près un ſixieme entre les marchands en détail, & le reſte
entre les Aubergiſtes. Les principales auberges ſont, outre les bains : le Dragon d'or ou
je loge : le grand Hôtel, & l'Hôtel d'Angleterre ſur le Compusbadt : la Cour de Londres dans la petite rue de Cologne : St. Martin & le Soleil d'or dans la grande rue de
Cologne ; le grand Monarque, les trois Mau-
res, la ville de Cleves, & la ville de Francfort. Preſque tous les Bourgeois Louent des
chambres garnies, d'où les étrangers peuvent
ſe faire apporter à manger des auberges.

Il y a dans la ville un manège ou l'on peut
monter à cheval.

On trouve des diligences qui correſpondent
avec d'autres pour tous les endroits de l'Europe. Ces diligences ſont :

Pour Maſtricht, chés M. Fincken au Dragon d'or ſur le Compusbadt.

Pour Liège & Cologne, rue St. Pierre.

Pour Duſſeldorf & Duren, rue de Cologne.

Pour Spa au coin de la rue de St. Adalbert, & du Graft des Capucins.

La poſte Impériale aux chevaux eſt hors la
ville, près la porte de Cologne.

La poſte Impériale pour les lettres eſt ſur
le Hirchgraben.

Arrivée & Départ des Couriers pour Aix-la-Chapelle.

Les Couriers pour *Vienne*, *Presbourg*, *Gratz*, *Olmutz*, *Klagenfort*, *Laubach*, toute l'*Autriche*, la *Hongrie*, la *Styrie*, la *Moravie*, la *Carinthie*, & la *Carniole* :

Pour *Augsbourg*, *Munich*, *Freyſingue*, *Ratisbonne*, la *Baviere*, & la *Souabe*, *Strasbourg*, *Briſach*, *Nuremberg Wetzlar*, *Wurtzbourg*, *Heidelberg*, *Manheim*, *Hanau*, *Alſace*, *Moſelle*, *Franconie*, & *Bas Palatinat*.

Pour *Francfort*, *Königſtein*, *Mayence*, *Coblentz*, *Bonn*, *Cologne* & le *Bas-Rhin* : *Limbourg*, *Verviers*, *Liege*, *Maſtricht*, *Tongres*, *St. Trond*, *Louvain*, *Tirlemont*, *Anvers*, *Bruxelles*, *Mons*, *Namur*, *Gand*, le *Pays de Limbourg*, le *Pays de Liege*, le *Brabant* & la *Flandres* :

Pour *Marche*, *Sedan*, *Paris* & toute la *France*.

Partent les Dimanche, Lundi, Mardi, Mercredi, Vendredi & Samedi à huit heures du ſoir, & le Jeudi à ſix heures & demi. Ils arrivent tous les jours à huit heures du matin.

Pour *Metz*, *Luxembourg*, *Nanci*, *Saarlouis*, le Pays de *Luxembourg*, la *Lorrainne*, & les trois Evêchés, partent les Dimanche, Mardi & Vendredi à huit heures du matin.

Pour *Rome*, *Naples*, *Florence*, *Genes*, *Milan*, *Turin*, *Veniſe*, *Inſpruck*, *Brixen*, *Baſle*, *Schaffouſe*, *Lindau*, *Berne*, toute l'*Italie*, le *Tyrol* & la *Suiſſe* : *Sultzbach*, *Amberg*, *Eger*, *Prague*, le *Haut Palatinat*, &

la *Bohême*, l'*Yſer*, *Trarbach*, *Bern-Caſſel*, *Trêves* & toute la *Moſelle*, *St. Goar*, *Rhinfelds*, *Bingen*, *Creuznach*, *Siebourg Limbourg*, ſur la *Lahn*, *Siegen*, *Hadamar*, *Weilbourg*, *Gieſen*, & toute la *Vétéravie*, partent les Mercredi & Samedi à huit heures du ſoir, & arrivent les Lundi, & Vendredi; en Hyver quelques fois les Mardi & Samedi à huit heures du matin.

Pour *Munſter*, *Paderborn*, *Oſnabruck*, *Hildesheim*, *Hanovre*, *Brunſwick*, *Bremen*, *Hambourg*, *Coppenhague*, *Stockolm*, toute la *Weſtphalie*, la *Baſſe Saxe*, le *Dannemark* & la *Suede*, partent le Lundi à huit heures du ſoir, & le Jeudi à ſix heures & demi du ſoir. Ils arrivent les Mardi & Vendredi, quelques fois en Hyver les Mercredi & Samedi à huit heures du matin.

Pour *Londres*, *Amſterdam*, la *Haye*, *Rotterdam*, *Dort*, *Utrecht*, *Leyde*, *Delft*, toute l'*Angleterre*, l'*Ecoſſe*, l'*Irlande*, & la *Hollande*: partent les Dimanche, Lundi, Mardi & Vendredi à huit heures du ſoir, & arrivent les Dimanche, Mardi & Jeudi à huit heures du matin, & l'après-midi entre deux & trois heures.

Pour *Maſeick*, *Sittard*, *Gangelt*, *Ruremonde*, *Venlo*, *Nimegue*, *Arnheim*, *Cleves*, *Weſel*, *Heſſe-Caſſel*, *Dreſde*, *Berlin*, *Stettin*, *Breſlaw*, *Varſovie*, *Moſcou*, *Pétersbourg*, *Gueldres*, & tout le Pays de *Cleves*, de *Heſſe Caſſel*, de *Pruſſe*, de *Pologne*, & de *Ruſſie*, partent les Mardi & Vendredi à deux heures après-midi, & arrivent les Jeudi & Dimanche à onze heures du matin.

M

Pour *Madrid*, *Barcelone*, *Cadix*, *Seville*, *Malaga.*, *Lisbonne*, *Espagne*, *Portugal*, partent tous les foirs à huit heures, & arrivent les Dimanche & Mercredi à huit heures du matin.

Ponr l'*Angleterre* par *Bruxelles* partent tous les foirs à huit heures, & arrivent les Mercredi & Samedi à huit heures du matin.

Pour *Conflantinople* & la *Turquie* arrivent tous les foirs à huit heures, & partent tous les quatorze jours à huit heures du matin.

Pour *Duffeldorff*, *Elberfeld*, *Sohlingen*, & le Pays de *Bergues*, partent les Lundi, Mercredi, & Samedi à huit heures du foir, & le Jeudi à fix heures & demi, & arrivent les Mardi, Mercredi & Samedi à huit heures du matin,

Pour *Huy* & fes environs, partent les Mercredi & Samedi à huit heures du foir, & arrivent les Mercredi & Dimanche à huit heures du matin.

Pour *Dieft* & fes environs, partent les Mardi & Samedi à huit heures du foir, & arrivent les Mercredi & Samedi à huit heures du matin.

Pour *Haffelt* & fes environs, partent les Lundi, Mercredi, Vendredi & Samedi à huit heures du foir, & arrivent les Samedi, Lundi Mercredi & Jeudi à huit heures du matin.

Les lettres doivent être remifes au bureau de la pofte une demie heure avant le départ, afin que l'on ait le temps de faire les paquets. On les donne entre les mains d'un commis, afin qu'il puiffe avertir de celles qui doivent être affranchies.

Les lettres pour l'*Italie*, l'*Allemagne*· le *Nord*, & autres qui paſſent *Cologne*, *Duſſeldorff*, & *Wezel*, excepté celles pour le Pays de *Bergue* doivent être affranchies.

Celles pour *Wezel*, *Venlo*, *Gueldres*, *Cleves*, le Pays de *Gueldres* & de *Cleves Pruſſiens* doivent être affranchies juſqu'à *Maſeick*.

Quant à ce qui concerne l'inſtruction de la jeuneſſe, l'éducation, depuis que les Jéſuites ont été détruits, en a été confiée à des prêtres féculiers pour les humanités, & les chaires des Philoſophie, & de Théologie aux Recollets, moyennant une rétribution annuelle.

La forme de l'éducation à été jugée dans tous les temps la choſe la plus eſſentielle pour la conſervation des mœurs, la félicité publibue, & la gloire d'un état. Elle ne paroit pas remplir ici les vues que tout Gouvernement doit avoir. Prétendre décider quelle elle devroit être, c'eſt ce que je n'entreprendrai pas. Mais ne ſe trouvera t'il pas un citoyen riche; patriote zélé, qui à l'exemple de la ville de Marſeille, dépoſe entre les mains du Magiſtrat une vingtaine de Louis, pour celui qui, au jugement du conſeil, préſentera le meilleur plan d'éducation que l'on doit ſuivre dans cette ville relativement à ſon adminiſtration, à ſa ſituation, & à ſon commerce. Qu'une ſi legere ſomme fructifieroit un jour; & quelles obligations la poſtérité des citoyens d'Aix n'auroit elle pas à un pareil bienfaiteur !

Si dans notre enfance, dit l'Abbé de Brueys, on travailloit plus à former notre raiſon, quand nous ſommes devenus des hommes, quand nous sommes arrivés à cét âge mûr, où nous devons jouer un rôle dans notre patrie, nous serions plus portés au bien, plus justes envers nos semblables, plus exacts dans nos devoirs. Une mauvaise éducation peut causer la perte de plusieurs générations. Elle a les mêmes suites en fait de moral, qu'un mauvais sistême en fait de politique. Des maximes trop légerement adoptées, ont reculé souvent pour plus d'un siécle le bonheur d'une nation. C'est dans l'éducation que l'on doit faire sentir la nécessité de la lecture. L'étude des livres devient une occupation douce pour ceux qui aiment à s'instruire chaque jour. Qu'elle leur épargne de dégouts qu'ils éprouveroient sans elle dans le commerce des hommes ! Cependant une vaine curiosité ne doit pas nous guider dans la lecture. Combien de fois ne nous a t'elle pas conduits dans l'erreur ! Il faut lire avec choix & réflection, si l'on veut retirer quelque utilité de ses lectures. C'est alors qu'on peut regarder les livres, comme des amis véritables qu'on retrouve toujours dans l'occasion. Ils nous montrent nos défauts, dont il nous apprennent à nous corriger : ils nous font connoitre nos devoirs qu'ils nous aident à remplir : Ils nous consolent enfin quand nous sommes malheureux. Les hommes nous abandonnent ils ! Nous ne sommes pas seuls, si nous avons des livres, & nous sommes bien moins sensibles à leur ingratitude & à leur oubli, lorsque nous pouvons nous retirer en nous mêmes, aidés par l'étude de bons livres.

Cette petite moralité finira ma lettre, j'y

joindrai ſeulement les aſſurances des ſenti‑
mens que vous m'avés inſpiré depuis longtéms.

LETTRE XII.

Adminiſtration de la Ville.

Aix-la-Chapelle ce 1er. Septembre 1734.

Il me reſte, M. une tâche bien difficile à
remplir; c'eſt de vous ſatisfaire ſur la forme
de l'Adminiſtration de cette ville. Elle eſt aſ‑
ſés compliquée, & ce n'eſt qu'avec beaucoup
de difficulté que j'ai pu parvenir à m'inſtruire
du peu que je vous adreſſe.

Le Duc de Brabant à le droit de grande
advouerie, ce droit conſiſte ſeulement dans la
protection qu'il accorde à la ville pour le main‑
tien de ſes privileges, & pour la deffendre de
toute invaſion.

L'Electeur Palatin comme Duc de Julliers
étoit en poſſeſſion dès le quinzieme ſiecle de
la Prevôté & Mairie d'Aix-la-Chapelle, ainſi
qu'on le voit par un concordat paſſé le trois
Juin 1406 entre Reinhard Duc de Julliers,
& la Juſtice des maitres des ouvriers fabricans
de draps. On le trouve dans la chronique
d'Aix de Noppius, Livre 3 No. 36; à l'arti‑
cle; Privileges des maitres des ouvriers & ju‑
rés de la fabrique de draps. Cette conven‑
tion annonce les difficultés qui s'étoient déjà
élevées au ſujet de l'exercice de cette juris‑
diction : mais les limites n'en furent pas ſi
clairement circonſcrits, qu'il en pût réſulter
une paix ſolide. Chacun voulut interpreter
ce concordat à ſon avantage. On diſputa d'a‑
bord verbalement : & on produiſit en 1576

les pieces juftificatives de part & d'autre. On étoit fur le point de tranfiger lorfque la guerre de 1609 pour la fucceffion des Duchés de Bergh, Cleves & Julliers, & celle de Religion qui fut terminée en 1616 firent négliger les petits intérêts, pour en fuivre de plus grands. La paix extérieure rétablie, on s'occupa de l'intérieure en 1659, & il fut conclu l'année fuivante un concordat entre le Duc de Julliers, & la ville d'Aix.

Ce concordat ne parut pas plus clair. On difputa encore un fiécle fur fon interprétation. Le Duc de Julliers voulut enfin conftater & faire reconnoitre fes droits en 1768, ce qui occafionna des arrêts, même des exécutions. L'Electeur Palatin forma vingt neuf articles de griefs. Ils furent difcutés d'abord par une commiffion locale envoyée à Aix, dans laquelle l'Empereur nommoit pour arbitres, le Roi de Pruffe, & le Prince Charles de Lorraine, Gouverneur Général des Pays-Bas. Cette commiffion qui avoit commencé fes conférences à Aix en 1771 fut transférée à Vienne en 1774. Il intervint deux Traités d'arrangement des 10 Avril & 14 Août 1777, portans interprétation & extenfion du concordat de 1660. Ces Traités furent ratifiés par les deux parties.

M. le Baron de Geyr a été nommé par le le Duc de Julliers Mayeur de la Ville. Il à un Stadthalter ou Lieutenant qui eft M. Jean Frédéric Schulz.

Vous me demanderès fans doute, M. , qu'els font les droits & les fonctions de ces deux Officiers Ils font détaillés dans la convention de 1777, & quoi qu'elle foit fort lon-

gue, je me ferai un plaifir de vous en marquer les articles effentiels, fi vous le défirés.

La puiffance territoriale réfide dans le
Conféil, qui eft compofé de deux Bourguemaitres régens, qui font M. Le Baron de
Vylre & M. Dauven ; de deux anciens Bourguemaitres, M. de Richterich & M. le Baron de Thymus. Les Bourguemaitres ne font
Regens que pour un an, l'année fuivante les
anciens prennent ordinairement leurs places,
& les Regens devienent anciens. Des deux Regens il y en a toujours un tiré du Corps de l'E-
chevinage, & l'autre du Corps de la Bour-
geoifie. Ils étoient à vie autres fois ; mais
le dérangement qui fe trouva dans les finan-
ces la Ville, les força de recourir au Confeil, & au peuple, pour en obtenir du fecours. Ceux-ci crurent voir que le vice de
l'Adminiftration provenoit de ce que des Magiftrats perpétuels étoient moins attentifs à
la reddition des comptes, & n'avoient rien
à menager vis-à-vis de ceux dont ils n'a-
voient rien à attendre. Il changerent leurs
Magiftrats perpétuels en Magiftrats annuels.

Mais que peuvent faire d'avantageux pour
la République, deux Bourguemaitres annuels
qui n'ont qu'une année de Regne : les ré-
formes & les établiffemens utiles ne font pas
l'ouvrage d'un moment : mais, dit on, au
bout d'une année, ils rentrent dans cette
même place : cela eft vray : mais ceux qui
leur fuccedent l'année fuivante, peuvent n'a-
voir pas la même énergie, le même optique.
Ils negligent la réforme, ou l'établiffement
commencés. Ils peuvent même les détruire,

& tout rentre dans l'anarchie. Le grand Sénat est composé des représentans des quinze tribus qui sont :

1. *La Tribu des nobles ou des échevins.*
2. *Les Chefs des ouvriers de la Draperie.*
3. *Les Receveurs des droits.*
4. *La Tribu des lettrés.*
5. *Les Boulangers.*
6. *Les Bouchers.*
7. *Les Tanneurs.*
7. *Les Maréchaux.*
8. *Les Chaudronniers.*
10. *Les Merciers.*
11. *Les Chapeliers.*
12. *Les Tailleurs.*
13. *Les Pelletiers.*
14. *Les Cordoniers.*
15. *Les Brasseurs.*

Chaque tribu nomme huit représentans au grand Conseil, ce qui avec les Conseillers Secretaires, forme le nombre de 129 Représentans. Le petit Conseil est composé de deux des députés de chaque tribu pris parmi les huit dont j'ai parlé ci-dessus. Ces députés sont deux ans en place. l'on en change la moitié tous les ans.

Voici la façon dont ils s'élisent. Chaque tribu a ses présidens qui sont annuels. Ces présidens convoquent les membres des tribus dans un tems fixé, il proposent d'abord l'élection des présidens, leur tems étant sur le point de finir. Alors chaque membre ou électeur passe devant la table des présidens qui notent chaque voix; & ceux qui ont le plus de voix sont présidens. Ceux qui sont en place ont le droit de proposer.

Ils convoquent de même la tribu pour l'é-
lection des membres des Conseils. Il y a des
tribus qui nomment par voix. Il y en à qui
ont une voix par quatre hommes Les Electeurs approuvent ou rejettent les candidats en
mettant leur sentiment sur un papier. Ils en
peuvent proposer d'autres. L'on conte les
voix, & la pluralité décide des membres du
Conseil. Les Présidens présentent ensuite les
noms des élus aux Bourguemaitres & Conseil
actuel, & ceux-ci ont le droit de les accep-
ter ou de les rejetter.

Chaque tribu à sa jurisdiction, c'est pour
cela que dans les processions & solemnités on
porte devant chaque tribu une verge. Cette jus-
tice s'étend sur tout ce qui concerne les statuts
& loix des metiers de cette tribu. Les membres répondent en premiere instance à la table, qui consiste dans les Présidens & les anciens qui sont ceux qui ont été Présidens.
Ils peuvent arrêter en ayant avec eux un
valet du Bourguemaitre. L'appel en est porté
aux Bourguemaitres.

Le Magistrat juge les actions personelles
dans les causes qui regardent les corps & mé-
tiers : celles entre les tuteurs, & curateurs,
& les pupilles pour les comptes à rendre, &
différens cas spécifiés dans le Traité de 1660.
Au criminel, il juge les Bourgeois, avec quelques exceptions.

Le tribunal des Echevins qui sont perpétuels est immédiat de l'Empire. Il tient son
existence, comme le dit le Pere Bouquet, de
Charlemagne, qui forma une Magistrature
dans Aix, à l'instar de celle de Rome. Plu-

fieurs Comtés, Villes, Seigneuries, & villages y reffortiffoient autres fois, & y portoient leur appel. Ce tribunal en a encore foixante & douze de fon reffort. Il eft compofé de quatorze Echevins, dont deux Maitres, ou Préfidens. Ils fe choififfent eux-mêmes leurs confreres, mais ils doivent être natifs de la Ville.

Les Echevins jugent toutes les caufes réelles, teftamentaires, d'heritage & autres auffi fpécifiées dans le Traité de 1660. Toutes les caufes perfonelles entre étrangers, ou pour raifon d'hyppotêques réalifées devant le même tribunal. Dans les autres caufes perfonelles, ils jugent concurrement avec les Magiftrat, les Bourgeois, excepté dans les cas fpécifiés dans le Traité ci-deffus. Tous les tranfports judiciaires fe font auffi devant eux. Le Mayeur ou le Stadthalter doivent y être préfens, & figner les tranfports, ainfi que les décrets qui doivent être publics. Quant au criminel, l'Echevinage juge les étrangers; & les Magiftrats, les Bourgeois, excepté cependant pour ceux-ci, le cas ou la fentence porteroit punition plus forte que d'avoir la tête tranchée. Le jugement en appartient alors aux Echevins, fuivant la conftitution criminelle.

L'on appelle du jugement des Echevins & du Confeil de la ville à la Chambre de Wetzlar, ou au Confeil Aulique de l'Empire, fuivant qu'on eft qualifié aux termes des conftitutions. On peut encore fe pourvoir en révifion auprès du même tribunal des Echevins, & de celui du Confeil, d'après la confultation d'une faculté de Droit, qui décide, fur le vû des pieces, s'il y a matiere à révifion. La Chambre de Wetzlar ne reconnoit pas ces revifions, & les caffe, dès qu'il y a plainte.

La Jurisdiction qu'on appelle le Synode est compofée de l'Archiprêtre Curé de St. Foillan, des Curés de la ville, & de fept Echevins féculiers. Ce tribunal connoit de toutes les caufes matrimoniales, féparations de corps & de biens, promeffes de mariage, déflorations, injures verbales ou les femmes font parties, & des délits commis par les laics en matieres Ecclefiaftiques. On va par appel à la Nonciature de Cologne, & delà à Rome. La Cour de Wezlar n'a égard à ces appels que dans les caufes purement Ecclefiaftiques.

Il y a encore un autre tribunal que l'on appelle *judiciuu electivum* compofé de douze membres, parmi lefquels il y a deux Echevins. Ils jugent des injures verbales d'homme à homme, & des réelles entre hommes & femmes, pourvu cependant qu'elles ne méritent ni peine corporelle, ni peine capitale. Par privilege fpécial. il n'y a pas d'appel des jugemens de ce tribunal.

Il y a auffi quelques cours féodales, qui jugent des conteftations feulement nées de la féodalité, fuivant le droit commun. On va par appel à l'Echevinage, excepté pour les jugemens d'une cour féodale appellée *Mankamer*, dont le Prévôt de l'Eglife de N. D. d'Aix eft Préfident. Elle juge les caufes de fon reffort dans la ville, & dans une partie du Duché de Limbourg. Ce tribunal eft compofé de fept jurisconfultes Citoyens ou étran-

gers, qui font convoqués lorfqu'on en a befoin. On appelle de leurs jugemens, pour ce
qui regarde le Pays de Limbourg, au grand
Confeil de Bruxelles, & pour ce qui eft dans
le territoire d'Aix, à la Régence de Duffeldorff.

Pour être admis dans les Confeils, il faut
être Bourgeois de la vil'e, & fe faire recevoir
dans une tribu. On peut être Bourgeois de
trois façons : quand on eft né dans la ville
ou territoire d'Aix : quand on a époufé la
fille d'un Bourgeois : ou en achetant ce droit.
Pour l'être de cette derniere maniere, il en
coute trente huit écus d'Aix, qui reviennent
à environ cinq louis de France, & l'on doit
préfenter fon extrait baptiftaire. L'on fe fait
enfuite recevoir dans une tribu, ce qui coute
encore à-peu-près autant.

L'on ne peut pas accorder de fauf conduit
aux voleurs de grand chemin, aux incen-
diaires, meurtriers, traitres, aux bannis qui
n'ont pas obtenu leur grace, ni à ceux qui
ont violé une femme ou une fille.

Ces fauf conduits fe réduifent donc aux
débiteurs contre leurs créanciers. Le Mayeur
les accorde aux étrangers contre étrangers,
aux Bourgeois contre étrangers ; mais il n'en
donne pas avec tout effet aux étrangerss contre des Bourgeois, & à des Bourgeois contre
des Bourgeois, ou manans de la République.

Dans toute la ville & le territoire d'Aix,
on ne peut arreter perfonne fans la permiffion
& le valet du Mayeur. Celui-ci ne peut entrer dans aucune maifon, fans avoir avec lui
le valet des Bourguemaitres. Les arrets im-

posés, leur validité ou nullité est jugée par l'Echevinage.

L'on ne peut arrêter aucun Bourgeois, à moins qu'il ne soit pris en fuyant.

Lorsque quelque Bourgeois a été banni, & a perdu par la son droit, si le Conseil lui fait grace, par la supplique qu'il présente, le banni doit se rendre à Borset, le valet des Bourguemaitres s'y trouve : ils doivent boire & manger ensemble, & le valet le ramene dans la ville.

Quant aux questions que vous me faites, M. dans quel temps la ville à t'elle commencée a être libre ? Commenr & à quel titre l'a t'elle été ? Quelles font les raisons pour & contre dans les prétentions de préséance commencées à la diette de Worms ? Enfin quels font les intérêts politiques de cette petite République ? Ces questions demandent à être discutées à fond, & je travaille à un ouvrage que je vous enverrai dans peu, dans lequel vous trouverés, je crois, des choses qui me paroissent devoir decider & éclaircir vos doutes.

Voilà, M. tout ce que j'ai pu apprendre de mieux sur cette ville. Je desire que vous soyés satisfait, & que mon zele se trouve en équilibre avec vos volontés &c.

F I N.

TABLE
DES LETTRES

9 782329 291550